呵护生命最初1000天

主　编　刘　妤　陈会岩

副主编　崔　洁　贾艳红　武一萍

顾　问　戴耀华　王惠珊

编　者（按姓氏汉语拼音排序）

安　晶　安晓云　初玉娟

崔金玉　郭纯全　刘小舟

佟小龙　向　东　邢　娟

北京大学医学出版社

HEHU SHENGMING ZUICHU 1000 TIAN

图书在版编目（CIP）数据

呵护生命最初 1000 天 / 刘妤，陈会岩主编 . —北京：
北京大学医学出版社，2018. 8
ISBN 978-7-5659-1841-4

Ⅰ . ①呵⋯ Ⅱ . ①刘⋯ ②陈⋯ Ⅲ . ①妊娠期 – 妇幼
保健 – 基本知识 ②婴幼儿 – 哺育 – 基本知识 Ⅳ .
① R715.3 ② TS976.31

中国版本图书馆 CIP 数据核字（2018）第 171043 号

呵护生命最初 1000 天

主　　编：刘　妤　陈会岩
出版发行：北京大学医学出版社
地　　址：（100191）北京市海淀区学院路 38 号　北京大学医学部院内
电　　话：发行部 010-82802230；图书邮购 010-82802495
网　　址：http://www.pumpress.com.cn
E - m a i l：booksale@bjmu.edu.cn
印　　刷：北京信彩瑞禾印刷厂
经　　销：新华书店
责任编辑：董采萱 靳 奕　责任校对：金彤文　责任印制：李　啸
开　　本：880mm×1230mm　1/32　印张：6.25　字数：160 千字
版　　次：2018 年 8 月第 1 版　2018 年 8 月第 1 次印刷
书　　号：ISBN 978-7-5659-1841-4
定　　价：30.00 元

序

  对于一个家庭来说，孩子是希望；对于全人类来说，孩子是未来。让每一个儿童拥有健康快乐的童年，让每一个儿童拥有充满希望的未来，这是每个家庭的责任，也是全社会的责任。联合国大会颁布的《世界人权宣言》中就明确赋予儿童享受特别照料和关爱的权利。每一位父母都是传递美好的天使，伴随着新生命的诞生，责任也随之而来。孩子的出生证就是父母的"上岗证"。父母如何做才算是合格的父母呢？

  2010年，联合国千年发展目标首脑会议提出了"一千天行动计划"，目的是提高全球儿童在生命最初1000天的生命质量。生命最初1000天的健康对孩子影响深远，有些影响甚至伴随其一生。这就是英国南安普顿大学临床流行病学教授David Barker提出的"DOHaD理论"，即健康和疾病的发育起源理论。什么是生命最初的1000天呢？我们可以计算一下，从妈妈怀孕之初到出生后2岁刚好是1000天，这就是儿童的早期阶段。儿童的早期阶段关系到儿童的未来和他的一生。给孩子一个光明的未来，是我们所有从事儿童健康和保健工作者的梦想。

  本书基于生命早期的发育规律，详细地介绍了生命最初1000天的营养、发育、情感、护理及潜能促进要点，帮助家长们更快地理解孩子在成长过程中的种种表现，了解科学、实用的育儿方法，识别孩子可能出现的成长偏离情况，为孩子的健康成长打下坚实的基础。希望本书能够给予众多的父母关于育儿的新启示与指导，为实现中国梦、健康梦助力。

戴耀华

世界卫生组织儿童卫生合作中心主任
国家卫生健康委员会儿童用药专家委员会副主任委员
中华预防医学会儿童保健分会主任委员
中国妇幼保健协会儿童早期发展专业委员会主任委员

前　言

初为父母的你，一定也像我曾经一样憧憬着孕育着的孩子的未来：是男孩还是女孩？容貌是像妈妈还是像爸爸？孩子到底有多聪明？将来会成为科学家还是工程师？然而，当你不断地结识身边的准爸爸、准妈妈们，你最终的想法可能只有一个，那就是孕育一个健康的宝宝，让他健康成长。不得不说，这是一个很务实的想法。但是你知道吗，健康既是最低标准，也是最高标准，因为遗传、营养和环境都是需要客观面对的影响因素。父母们应该关注些什么？该做些什么？这是我一直以来的思考，也是我们编写本书的初衷。

Barker 教授提出著名的"DOHaD 理论"：生命最初 1000 天中的很多现象对孩子影响深远，有些影响可能伴随其一生。关于这一点，国际社会已经达成共识：生命最初的 1000 天对孩子非常重要，从母亲怀孕到孩子 2 周岁期间的母婴营养将会影响孩子一生的健康。正是这个观点给了我们启示，我们作为保健医生，要向孩子的父母，特别是向 2 周岁以下孩子的父母传授有关营养、喂养、个人卫生和环境卫生，以及预防意外伤害等保健知识，让他们有途径可以接受到这方面的教育，帮助他们运用这些知识孕育培养健康聪明的宝宝，这也是我们保健医生们最大的心愿。

本书共分 5 章。第 1 章为概述部分，在弄清楚什么是生命最初 1000 天的概念，了解了生命最初 1000 天对人一生的影响后，你要去反思我们该如何为人父母。第 2 章系统地介绍了生命最初 1000 天的发育规律。了解孩子的生长发育规律后，你会发现，孩子生长发育过程中的一些现象有了合理的解释，同时你将知道在什么情况下，应该向医生求助。第 3 章介绍了儿童健康检查的方法和意义。

学习了这部分知识，你便能看懂保健医生为孩子体检的操作，也会明白即便是简单的身高、体重测量，也有相当严格的操作规范和标准。第4章讲述了生命最初1000天各年龄分期与保健要点，这一章将具体指导父母在生命最初1000天的各个阶段该做什么、要怎么做等。第5章介绍儿童潜能开发的促进方法及适宜的玩具材料，寓教于乐，在玩的过程中进一步开发儿童的潜能。这本书凝聚了诸位作者的辛勤付出，在此表示感谢！对大力支持本书编写及出版工作的戴耀华教授和王惠珊教授表示衷心感谢！

本书献给所有家长和关心儿童早期综合发展的工作者，希望能对父母育儿有一些帮助，为促进儿童早期综合发展做出贡献。

本书内容虽已尽力完善，但仍可能有不足之处，欢迎读者批评指正。

刘　妤

2018年5月

目　录

1 生命最初 1000 天概述

第一节　生命最初 1000 天的概念的提出

父母对孩子的关爱最开始往往出于本能，在这种古老的、原始的、自然的、世代相传的关爱庇护下，人类这千百万年来在地球上生生不息。也许在孕期，准父母面对腹中成长的新生命时感觉会有一些不真实，但当他们看到流淌着自己血脉的新生命从呱呱坠地到一天天成长、成熟，这样的关爱也变得越发清晰和情不自禁。生命最初 1000 天即从受精卵开始到孩子 2 岁，这一时期对孩子一生都有着深远影响。

一、什么是生命最初 1000 天

国内外多篇学术报道指出，这一时期的营养及健康状况将在人的一生中留下印记。如何在生命最初 1000 天给孩子提供一个适宜的成长条件呢？从生命降临时开始，分娩方式的选择以及是否母乳喂养就给孩子划定了不同的环境起点。甚至受孕前父母的年龄、是否熬夜、是否抽烟、是否酗酒、是否用药、是否存在各种健康问题，甚至父母之间感情的好坏都为孩子最初的 1000 天的发展带来了影响。那么，在这关键的 1000 天里家长应该给孩子提供什么样的条件才能让他获得更好的发展呢？从备孕开始，到孕期检查、分娩、新生儿护理、婴幼儿喂养……如果一对夫妻准备要孩子，第一步应当去当地的妇幼保健机构进行孕前检查。孕前检查除了必要的

健康检查项目外，医生还会给出专业的咨询与指导，包括戒烟、戒酒。改变不良生活习惯，提前补充叶酸等维生素减少出生缺陷儿童出生的概率，注射疫苗减少孕期病毒感染对胎儿的影响，适当运动保持身体健康，以及治疗孕前检查发现的甲状腺疾病、妇科疾病或者其他健康问题。孕妈妈要保持良好的情绪，这点非常重要，却容易被人忽视。有研究表明如果孕妇突然受到惊吓，或有恐惧、忧伤等情绪，会使大脑皮质与内脏之间的平衡关系失调，导致胎盘早期剥离、早产等问题，这就是所谓的"动胎气"。还有多项研究表明母亲孕期抑郁情绪对儿童早期的气质类型和气质维度会产生负面影响。所以孕妈妈要保持良好的心情，同时要进行各种检查保证胎儿的健康。超声检查可以排查大部分的肢体、脏器畸形；唐氏综合征筛查可以发现胎儿是否会存在先天性智力发育问题；血压、血糖的监测可以将妊娠期高血压综合征、糖尿病对胎儿的影响降至最低……

十月怀胎、一朝分娩，分娩方式的选择对于孩子的健康也有很大影响，出生后能够吃到母亲的初乳对孩子的营养和情感发育都是非常有利的。接下来就是在日复一日与孩子的相处过程中给予孩子科学的喂养、正确的教育、探索的机会，以及不求回报的爱与陪伴，正是这样的看似平凡却处处玄机的日常相处能够让孩子拥有健康的体魄、健全的人格、良好的习惯以及充分的安全感，这才是孩子今后幸福人生的基础，才是真正的起跑线。

生命最初1000天的概念是在一个以营养为主题的国际性会议上提出的：2010年4月21日在纽约召开了有关儿童早期营养的国际高层会议，提出要在全球推动以改善婴幼儿营养为目的的"一千天行动计划"。当时的口号是"生命最初的1000天，即从孕期到2岁，这是影响人类未来的重要主题，也是尚未被足够重视的主题"。然而生命最初1000天对生命的影响不仅仅是营养，更涉及情感、教养方式、环境刺激等诸多外界因素。基于该年龄的重要性，生命最初 1000 天也被称为"机遇的窗口期"。这一时期的母婴营养、养育环境及情绪、心理等状况，可以明显影响儿童的健康和未来。生命早期良好的刺激会给儿童提供一个优良的生长发育条件，使儿童的潜力得到充分的发展，使其体格、心理、认知、情感和社会适应性达到健康状态。研究表明，从胎儿到生后 2 岁的科学养育可以保障和促进儿童体格和脑发育，降低出生缺陷的发生率，降低儿童对疾病的易感性，增强其免疫力。与之相反，儿童早期营养缺乏和不良养育环境的远期影响，会导致孩子学习成绩下降以及终身工作的机会和经济情况的不佳。

"生命最初 1000 天"的理论依据源自 20 世纪后期英国著名临床流行病学专家 David Barker 的研究：生命早期，即胎儿期或婴儿期的不良环境因素会使其成年后对冠心病等慢性疾病易感性增加。1995 年 Barker 提出了成人疾病的胎儿起源假说，认为胎儿在妊娠期营养不良会引起其生长发育失调，从而导致晚年易患冠心病。同时，孕期营养缺乏、胎儿低出生体重除增加其成年期心血管疾病的发生率，后代患糖代谢异常、中心性肥胖和血脂异常、骨质疏松症等成年疾病的概率也明显增加。换而言之，人的生长发育在胎儿期就已经规划好了，又称"胎儿规划"。随后的研究发现，胎儿期生长不良和婴儿期生长不良对其成年后患冠心病、糖尿病等疾病的风险的增加有累积和交互的效应。近年来，随着孕期营养过剩和妊娠期糖尿病发病率上升，孕期能量过度摄入也将增加后代糖尿病、肥胖等成年期疾病发生的风险。因此，孕期营养不良或过剩，不仅可影响胎儿期生长发育，还可使胎儿产生持续性结构、功能改变，导致其成年后一系列疾病的发生。胎儿出生体重与成年后患 2 型糖尿病的风险呈"U"型，除孕期营养不足外，胎儿宫内能量供给过度、胎儿高血糖暴露等，都可导致胎儿高出生体重，尤其当体内所含脂肪组织过多时，可增加胰岛素抵抗和心血管疾病发生风险。同时，出生后个体早期生活方式也将对成年期疾病的发生产生重要影响。目前,我国许多地区孕期营养缺乏状况有所好转,但孕期营养过剩、胎儿高血糖暴露等对健康的影响仍值得关注。此外,孕妇体型异常(消瘦或超重、肥胖)、孕妇的饮食、代谢和内分泌异常等都会引起胎儿生理功能的改变,进而增加成年后发生慢性疾病的概率。鉴于成年期慢性病预防的效果不佳,我们应该充分认识到生命早期开始干预的可能性,即对年轻女性的健康教育以及母婴时期的充分重视,对于慢性病的预防更为务实和有效。关注和了解这一理论是进一步改善和提高我国未来人口质量的重要一步。基于大量研究,国际上提出了"健康和疾病的发育起源(Developmental Origins of Health and Disease,DOHaD)"理论。"DOHaD"理论的提出,帮助人们早期识别暴露于宫内不良因素的高危婴儿,以及制订、改善治疗方案,并为制定政策预防相关疾病提供科学依据。

二、生命最初 1000 天的重要性

中国有句老话:"三岁看大,七岁看老。"中国传统用虚岁,从出生时已为 1 岁,这是有科学依据的,从生命的发育过程来说出生时的新生儿从受精卵开始已经经历了近一年的发育。0 ~ 3 岁是儿童早期发展的重要阶段。神经解剖与生理研究证明,0 ~ 3 岁是神经、心理发育的关键年龄和敏感期。2 岁儿童大脑的成熟度已经达到成人的 75%。

人类的脑神经细胞只能在子宫里生长,出生后不可能增加,错过这个机会再补充任何营养素也无作用。在出生后最初几年里,儿童大脑、智力及社会适应能力比其他任何时候发展都要迅速(图1-1-1)。从脑的重量看,新生儿脑的重量为 370 g,6 个月时为 700 g(为成人脑的重量的 50%),2 岁时脑的重量为出生时的 3 倍(为成人的75%,图 1-1-1),4 岁时脑的重量已接近成人,而体重仅有成人的1/4。可见人类神经系统的发育正是在生命最初的时期,神经细胞的增殖在 1 岁后停止,而维持神经细胞的营养、传导等支持细胞的

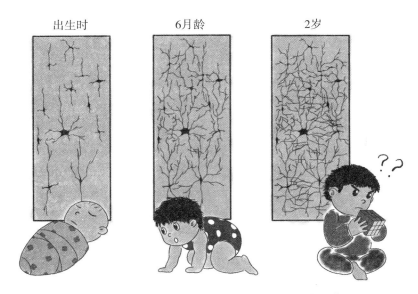

图 1-1-1　婴幼儿椎体内神经元细胞体和树突形成示意图

增殖也在 2 岁后停止、儿童早期经历对神经系统发展至关重要。儿童早期丰富的环境刺激既可促进婴儿发展也可能使其受到伤害；儿童早期经历既可增强也可抑制他们与生俱来的潜能发展。根据婴幼儿不同时期身心发育特点，应用科学的育儿知识对婴幼儿进行早期刺激，能够明显提高婴幼儿的发育商，促进儿童早期心理、情感方面的发展。研究表明儿童早期不良经历与成年期犯罪、低文化程度及低就业水平等问题密切相关，此外早期不良经历还与成年期的心血管疾病和精神疾病的发生密切相关。因此，忽视儿童早期发展将会对儿童今后的生活造成长期且不可逆的后果。

　　诺贝尔奖获得者经济学家 Heckman 教授通过多年研究得到一个著名的模型，即儿童早期的投入回报率将远高于成年期的投入回报率（Knudsen EI，Heckman JJ，Cameron JL，等），如图 1-1-2 所示。越来越多的国家和地区开始重视儿童早期综合发展工作，基于对生命最初 1000 天儿童发育规律的掌握，使用科学、正确的方法进行干预，让孩子从体格、心理、认知、感情和社会适应性（早综定义）等各方面得到充分发展，以提高整个国家或地区的综合竞争力。做为父母更应该尽早了解孩子最初 1000 天的发育规律及保健要点，让孩子的成长不留遗憾。

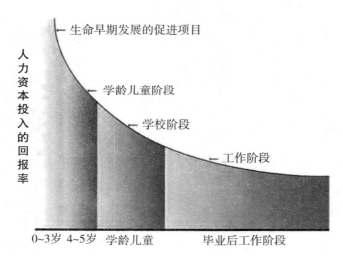

图 1-1-2　不同年龄阶段人力资本投入产出经济学模型图示

（引自 Knudsen EI，Heckman J J，CameronJL，et al．Economic，neurobiological，and behavioral perspectives on building America's future workforce[J]．PNAS，2006,103（27）：10155-10162.）

三、尊重生命最初 1000 天的发育规律

曾经一个电视节目，随机采访了几位幼儿园在园儿童的妈妈，让她们为自己的孩子打分，满分 100 分。妈妈们给出了各种分数，70 分、80 分、90 分……妈妈们还给出了不少打分理由，如孩子大部分时间还是很听话的，就是困了、饿了时会有些不听话，诸如此类。同时，节目组还采访了她们的孩子，让孩子给妈妈打分，满分

也是 100 分。孩子们打分的时候妈妈会在另一个房间看着摄像机。孩子们不约而同地给了妈妈满分，还有的孩子给出了一千分、一万分。这样的结果让成年人始料未及、自愧不如。孩子们是那么全身心地信赖着家长，家长又能给这样的生命提供些什么呢？有些家长总是对孩子有太多的要求，如有的家长看到 6 月龄左右的孩子抓到东西就要放进嘴里，总会认为这样啃食的行为不卫生而不愿意让孩子碰。其实这个年龄段的孩子正处于用嘴去探索世界的阶段，孩子们这时喜欢用嘴去感觉物体的形状、温度、质地、味道等。家长此时正确的做法应该是在保证基本卫生的情况下放手让孩子去啃咬，帮助孩子尽快度过这个时期，然后孩子就会逐渐学会不去啃咬玩具，开始用手和眼睛认识事物，开始学会用主流世界认可的方式跟世界问好。但是有的孩子在这个时期没有机会很好地充分用嘴探索世界，等到孩子长大后就会留下啃咬铅笔、吃手，甚至说脏字的坏习惯。假如家长在养育孩子的时候没有对基本的儿童发育规律有所认识，大概会觉得孩子小时候啃食的问题很麻烦，而孩子长大后他们就会抱怨为什么自己的孩子这么爱吃手。其实孩子身上的很多行为问题本质上是父母教养方式的偏差。再举一个例子，如孩子都爱吃糖，经常会跟父母要糖吃，这时候大多数的家长会考虑到甜食对牙齿的不利影响和对主食摄入的影响（这些问题确实存在）而拒绝孩子。于是有的孩子开始抗争，如开始哭，这时有的家长特别是老年人就会选择妥协，有可能就会给孩子糖。孩子的世界很简单，家长给糖的行为在孩子眼里就是"哭 ＝ 糖"。当孩子第二次要糖吃遭到拒绝的时候，他很可能就会继续哭，如果不给就开始升级抗争方式，如撒泼打滚、自伤或者攻击他人，这样一来很多家长又会妥协。这时候在孩子眼中就变成了"撒泼打滚 ＝ 糖"。这样的养育方式会不断强化孩子的问题行为，让孩子的反抗形式不断升级，在与家长日复一日的斗争中不断获得经验，找到对付家长最有效的办法。于是，在儿童保健门诊接诊时，医生能看到很多家长对孩子的行为已经无能为力、听之任之了。这种问题的解决方法也并不复杂：如果孩子的要求不是很过分，就满足他，例如吃糖可以，但一周只能吃一次，吃完还要刷牙。如果孩子的要求已经接近社会要求的底线了，如想要破坏公共设施、乱写乱画，那无论孩子的反抗形式如何升级也一定不要满足他，告诉他有些事情不管用什么方式都是不可以的，这就是规矩。

随着育儿知识的不断渗透和普及，现在越来越多的家长能够或多或少地了解正确的育儿理念，也能够有效地管理自己的孩子，真正困难的是给予孩子有效的亲子时间。职场中的父母一天 24 h 中，吃饭、睡觉大概需要 10 h，工作需要至少 8 h，在大一些城市中的通勤至少需要 1 h，那剩下的 5 h 要用来做家务，真正留给孩子的时间又能有多少？即便是全职妈妈，每天都跟孩子在一起，但大多数时间都没有与孩子进行有效的亲子互动，她们常常被家务所累，闲暇时间可能又会被手机等电子产品占用。有多少家长为了清闲把孩子丢给电视、iPad、手机或者老人，以致错过了孩子无法重来的成长过程。试问众多的家长能有几个人知道孩子最近的兴趣在哪里？孩子最新的画想表达什么？孩子最喜欢的小朋友是谁？孩子有什么愿望还没有达成？能够了解这些的家长才可能与孩子实现有效的互动沟通，这些往往只有父母能够胜任，很少见到祖父母辈能够与孩子进行深入交流的。

孩子真正需要的是有效的亲子陪伴，如平等的交谈、互动性游戏、户外活动或者拥抱、安慰。只有懂得了孩子最基本的成长规律，家长才能看懂孩子每个年龄段的成长，看着他从坐到爬再到走，看着他从喊爸爸妈妈到学会说儿歌，看着他从第一次出牙到自己吃饭……生命的成长从来都是不可逆的，当他跑跳着迎接他的小伙伴的时候，在妈妈怀里吃奶的时光也就一去不复返了。每一个家长都应该感激自己能够有幸见证一个生命的绽放。要去坚信孩子真的是一份特殊的礼物，每一个孩子都是一百分孩子！

第二节 理论研究进展

一、健康和疾病的发育起源假说

20 世纪 70 年代，Forsdahl 在分析挪威全国死亡率资料时发现，各地区冠心病死亡率的差异与地区间生活水平的差异无关，而与过去同一队列的婴儿死亡率呈显著正相关。他认为在儿童期遭受贫困的成年人容易受到高脂肪膳食摄入所致的高脂血症危害。20 世纪 80 年代，Barker 等发现英格兰和威尔士 1968—1978 年冠心病死亡率高的地区分布与 1921—1925 年新生儿死亡率高的地区分布出奇地一致。此发现引发了学术界对低出生体重与成人心血管疾病和代谢性疾病关系的研究。到了 20 世纪 90 年代，Barker 提出了冠心病、糖尿病等疾病的"成人疾病的胎儿起源"（Fetal Origins of Adult Disease，FOAD）假说。FOAD 认为胎儿宫内不良反应使其自身代谢和器官的组织结构发生适应性调节，如果营养不良得不到及时纠正，这种适应性调节将导致包括血管、胰腺、肝和肺等机体组织和器官在代谢结构上发生永久性改变，进而演变为成年期疾病。这一漫长的"程序化"变化可被许多后天的环境因素放大，从而增强和加速成年期疾病的发展过程。2003 年国际上正式成立了"健康和疾病的发育起源"假说，即 DOHaD。DOHaD 是指如果人类在发育过程的早期（包括胎儿、婴儿、儿童时期）经历不利因素（子宫胎盘功能不良、营养不良等），将会增加成年期糖尿病、心血管疾病、哮喘、肿瘤、骨质疏松症、神经和精神类疾病的发病率。儿童早期的营养和发育状况的影响是长期的，而早期的营养不良和发育障碍可以成为成年期疾病的高危因素。

二、儿童早期综合发展

（一）儿童早期综合发展的概念及意义

儿童早期综合发展（integrated early child development，IECD）是针对 0～3 岁的婴幼儿身心生长发育快速的特点，有针对性地创造舒适的环境，开展科学的综合性干预活动，使儿童的体格、心理、认知、情感和社会适应性达到健康完美状态。健康和疾病的发育起源假说是儿童早期发展的理论基础。IECD 是一个整体概念，产前和产后的卫生保健、营养、智力开发、学前教育、生活技能、父母科学育儿能力、饮食和卫生、情爱关怀等因素均能影响儿童的早期发展。儿童早期发展为成年期基本素质的形成奠定了基础。美国国家儿童早期发展委员会在其报告 *The Science of Early Childhood Development* 中指出：成年期成就的最重要的基础是儿童认知技能、良好的情感、社会能力的早期发展及体格和心理的健康。联合国儿童基金会以及世界卫生组织在涉及儿童发展目标中均提及，儿童保健工作不仅仅是要消除疾病和致病因素对儿童的伤害，同时要保障并促进儿童获得体格、社会 - 情绪、认知 - 语言能力的全面发展。健康的定义不仅仅是没有疾病，更是指儿童发育潜能可充分发展。0～3 岁是儿童早期发展的重要阶段，为了促进婴儿的早期综合发展，世界各国都在进行研究探索，包括北京在内的全国很多省市纷纷出台相关政策给予支持。0～3 岁是儿童早期发展的重要阶段，这段时期是人类大脑发育最快的时期，也是可塑性最强的时期。在儿童生命早期大脑迅速成长的阶段给予适当、有效的刺激，将使人类大脑神经元突触的数量大幅度增加，如再配以适当方法，儿童的智力潜能将得到极大的发挥。并且，已经有越来越多的科学研究表明，0～3 岁是婴幼儿体格发育和性格形成的关键时期，并且这种早期发展的影响可持续终生。

（二）儿童早期综合发展的国际经验

美国是目前儿童早期发展项目实施范围较广、体系较为完整的国家。1935 年，美国开始实施以母婴保健计划为主的儿童早期发展项目，通过多年实践已经形成了由卫生部和教育部联合实施，促进出生到小学三年级的儿童的健康、社会情绪，以及认知水平的体系，包括母婴保健计划、良好开端计划、早期良好开端计划、养育技能培训计划、家庭访视计划等。随着近年来更多来自研究领域的确凿证据支持，2013 年联邦政府又通过了"美国儿童强劲起步"（The Strong Start for America's Children Act）促进法案，进一步从政府层面加大了儿童早期发展的投入。除了美国等发达国家外，一些发展中国家也在不同范围内启动各种类型的儿童早期发展项目，例如最为著名的牙买加儿童营养与早期发展干预项目、哥伦比亚的家庭为中心的营养和儿童养育计划、肯尼亚等非洲国家的社区儿童早期发展活动中心等。由于儿童早期发展项目的主要目标之一是消除贫困、解决不公平问题、提高国家整体人口素质，因此在上述各国的儿童早期发展项目实施中，针对贫困儿童以及弱势儿童的项目占据了重要的部分。

（三）儿童早期综合发展在我国开展的情况

1．全国儿童早期综合发展工作进展　我国也高度重视儿童早期发展工作，2013 年 11 月的中美儿童早期发展战略对话会议上，我国提出："儿童早期发展是回报率最高的人力资本投资，应当早投入、多投入，制定法律政策和配置公共资源要优先考虑儿童需要。"在过去十年间，通过与世界卫生组织以及联合国儿童基金会合作，我国在一批贫困县中开展了"关注儿童早期发展"的项目试点，通过简单、有效的儿科工作者咨询母亲技术，大大提高了试点地区儿童发育水平。以安徽为例，通过咨询母亲技术的应用，6 个月后试点区域的儿童运动、语言、认知，以及社会适应能力等能区的发育商提高 7～9 分。这些研究结果为进一步推进我国儿童早期发展项目奠定了坚实的基础。此外，目前国家卫生健康委员会在全国 12 个省实施了贫困地区改善儿童营养状况计划——营养包项目。它在大规模改善儿童健康状况方面取得了令人振奋的阶段性成果，这一工作也为进一步开展儿童早期发展项目积累了组织管理经验。但不得不承认，相对于我国在儿童营养改善以及降低死亡率方面取得的卓越成绩，儿童早期发展领域的工作还是处于局部、非系统性的摸索阶段，与发达国家相比还存在较大差距。

2. 北京市儿童早期综合发展工作进展　在北京，儿童早期综合发展由政府主导，多部门配合，具体落实在各区级妇幼保健机构。北京市自 2010 年底开始启动儿童早期综合发展工程。为此，市卫生行政部门组建北京市妇幼卫生项目管理办公室，专门负责该项工作的组织、落实和实施。成立由国家、市、区县专业和管理人员组成的专家指导组。专家历时 8 个月时间，完成《北京市 0～3 岁儿童早期综合发展技术规范》的编制。2011 年 10 月北京市政府印发《北京市儿童早期综合发展工作方案》及《北京市儿童早期综合发展技术规范》。要求市、区县妇幼保健机构按照技术规范建立区域儿童早期综合发展中心，根据不同年龄儿童生理和心理发育特点，提供儿童生长发育监测、五官保健、喂养与营养指导、心理行为发育评估与指导、常见疾病防治、健康安全保护、健康教育与健康促进等服务。结合北京市儿童保健工作一同开展，对正常儿童予以健康指导，对问题儿童及时干预，对严重问题儿童及时转诊治疗，实现防死、防残、防病的目标，提高儿童综合发展水平。在区县妇幼保健机构积极筹备、申报基础上，市卫生行政部门组织专家制定《北京市 0～3 岁儿童早期综合发展服务中心评估标准》，组织全市培训，并进行实地指导。在专家的指导帮助下，许多区县克服诸多困难，全力投入到儿童早期综合发展服务中心的创建之中。2012 年 7 月，北京市卫生行政部门通过有效沟通、密切部门合作，联合市人口和计划生育委员会（人口计生委）、市体育局、市残疾人联合会（残联）、共青团北京市委员会（团市委）印发《关于联合推进北京市儿童早期综合发展工程的通知》，召开全市推进大会，明确相关部门职责、工作进度等内容，对工作出色的区县及部门颁发优秀组织奖，对下一步工作提出明确要求。共青团北京市委员会牵头将儿童早期综合发展服务中心建设任务列入《首都综治委预防青少年违法犯罪专项组暨北京市未成年人保护委员会 2012 年重点工作项目》，并对其进行跟踪推进；市、区县人口计生委联手打造区域儿童早期综合发展服务中心；市残联投入 78 万元设备经费，支持儿童早期综合发展中心儿童干预、康复服务；市卫生行政部门还将儿童早期综合发展服务中心创建工作纳入区县妇幼卫生绩效考核。截至 2013 年 9 月，北京市 16 个区县儿童早期综合发展服务中心均通过评估验收，实现全市覆盖，并实现房屋环境、设施设备、人员配备、工作制度、绩效管理等"五统一"。2015 年北京市积极开展示范单位创建工作，房山区儿童早期综合发展服务中心被评为全国儿童早期综合发展示范基地，西城、顺义、通州被评为北京市市级儿童早期综合发展示范基地。2016 年通州区儿童早期综合发展服务中心通过国家卫生和计划生育委员会（现国家卫生健康委员会）评估验收，成为全国儿童早期综合发展示范基地。身在北京的爸爸妈妈们可以携带《北京市儿童早期综合发展服务手册》（图1-2-1）带孩子前往本区儿童早期综合发展服务中心（图1-2-2）接受专业的评估和指导。

三、程序化理论——发育"编程"

儿童发育的基本过程包括胚胎－胎儿－新生儿－婴幼儿－儿童的过程，即从一个受精卵开始，形成一个不成熟的个体，直到发展成为一个成熟的个体。现代儿童发育的理论指出，儿童发育的机制包括遗传信息的系统表达和环境信息的综合编程。这是基因中心法则的重大发展。发育是综合遗传和环境因素的顺序化的过程。顺序

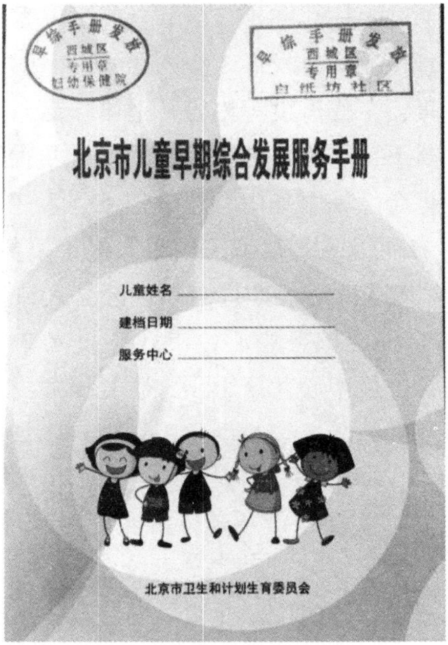

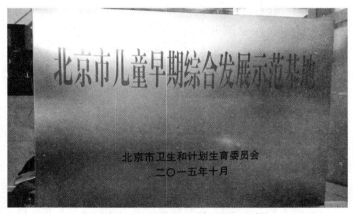

图 1-2-1　北京市儿童早期综合发展服务手册

图 1-2-2　北京市儿童早期综合发展服务中心

化的缺陷是儿童期乃至成年期疾病最基础的原因。营养为发育提供了生命物质和能量，而基因和环境为发育提供了生命信息，使机体内部全部成分形成有机的、互相联系的复杂系统，即使之顺序化，从而形成全部的生命功能和表征。这便是发育的编程过程。这一理论体现了遗传和环境的统一。通过这种理论，我们对胎儿和婴幼儿期的内部编程及其与某些疾病的关系的研究取得了很大的进展。胎儿的组织和器官在子宫内的发育经历着编程（程序化）的过程，这种过程会直接受到宫内环境的影响，包括营养和内分泌系统的影响。胎儿会适应子宫内不利的环境，以保证自己的生存，但子宫内的环境一旦超过胎儿的适应能力便会产生不利而又长期的后果。已经发现许多疾病与胎儿的发育的编程过程相关。出生以后，个体的发育继续经历着编程的过程，特别是在儿童早期，即婴幼儿期。这在大脑、神经内分泌系统和代谢过程的发育方面表现得尤为明显。这些编程的过程也继续受到遗传和环境因素的影响，包括生活方式和行为的影响。这种影响可以一直持续到成年期，成为成人疾病儿童期预防的理论依据。行为科学以及儿童心理行为与大脑发育的研究也证明，儿童早期大脑的发育，包括大脑神经细胞的发育、细胞连接的形成和大脑内部信息处理的复杂系统的形成和发展，如记忆、思维等都经历着复杂的和持久的编程过程，并受到环境和经验的影响。这些研究和进展为儿童早期发展提供了有力的理论和技术的支持。发育中的程序化是一个复杂的自组织、自适应的过程。发育的编程理论已经广泛应用于基因组学、蛋白组学、生化组学、功能组学的研究，并对儿童保健工作的发展产生深远的影响。

第三节　生命最初 1000 天对人一生的影响

一、生命最初 1000 天对生长发育的影响

（一）孕前体重指标对新生儿生长发育的影响

孕期体重管理一直是孕期营养保健的重要内容之一，以往人们总是过多注意孕期体重增长的绝对值而忽略了身高对体重的影响。体重指标（BMI）同时涉及身高和体重两个因素，它能消除身高差异对体重的影响，衡量机体的胖瘦程度。随着生活水平的迅速提高，无论是发达国家还是发展中国家，育龄妇女超重、肥胖的发生率都在不断上升，2008 年美国孕期营养监测系统显示，孕前肥胖的发生率已经从 1999 年的 24.8% 增加到 28.5%。在我国，2010 年，18 ～ 44 岁女性超重的发生率已从 1992 年的 16.8% 增加到 26.4%，肥胖的发生率从 3.1% 增加到 9.0%。孕前超重、肥胖不仅会增加产科并发症发生的风险，如妊娠期糖尿病、妊娠期高血压综合征、子痫前期等，还会对新生儿出生结局产生重要影响，如先天畸形、巨大儿等。研究表明，肥胖妇女生产大于胎龄儿和巨大儿发生风险分别是 BMI 正常妇女的 2.08 倍和 4.54 倍。此外，孕前低 BMI 也日益受到国内外学者的关注。研究发现孕前低 BMI 组的孕妇，其低出生体重儿的发生率高于孕前正常 BMI 组和肥胖组，且生产小于胎龄儿的发生率更高。孕前低 BMI 是生产小于胎龄儿的危险因素，而此风险在孕前超重的孕妇中却很低。孕前正常 BMI 和超重、肥胖孕妇的新生儿体格发育各指标均不同程度地高于孕前低 BMI 孕妇。相关分析结果也显示，孕前 BMI 与新生儿出生体重、身长、头围及重量指数都存在正相关关系，即随着健康孕妇孕前 BMI 的增加，新生儿的出生体重越重、身长越长、头围越大、营养状况越好。其原因可能是孕前偏瘦的孕妇由于自身储备少，则所需母体部分增长较正常孕妇增加，而超重、肥胖者因自身储备较多，则所需

母体部分增长相应减少。在孕期增重变化不大的情况下，前者新生儿出生体重较小，后者则较大。按孕期增重情况分层后，在各孕期增重组虽然新生儿体格发育各指标有随孕前BMI增大而增加的趋势，但差异不显著，可能与分层后各组样本量偏小有关，还需后期进一步研究分析其之间的关系。孕前BMI是一个独立预测新生儿体重的重要指标，BMI过低或过高都不利于母婴健康，孕前BMI过低或超重、肥胖的妇女在怀孕前都应尽量达到正常BMI，以获取良好的妊娠结局。

（二）孕期增重对新生儿生长发育的影响

孕期增重是反映孕妇健康与营养状况的一项综合指标，也是孕期保健的重要内容。妊娠后随着胎儿的生长发育和母体自身的生理性变化，孕妇的体重不断增加。这包括两个方面：一是由于胎儿、胎盘和羊水的出现；二是母体自身组织的增长，如子宫和乳房的增大，为泌乳而储备的脂肪组织、血容量和细胞外液的增加等。20世纪70年代英国Hytten和Leitch研究得出当孕期增重为12.5 kg时，婴儿的出生结局最好，出生体重合适且存活率高。2009年美国医学研究所（IOM）通过评估孕期增重与胎儿妊娠结局的关系，指出孕妇孕期增重的程度应考虑其孕前的营养状况。故针对孕前不同的BMI，相应的孕期体重增加范围的推荐值不同，即孕前低BMI孕妇为12.5 ~ 18.0 kg，正常BMI孕妇为11.5 ~ 16.0 kg，超重孕妇为7.0 ~ 11.5 kg，肥胖孕妇为5.0 ~ 9.0 kg。本研究结果中，孕期平均增重为17.22 kg，高于推荐的12.5 kg；孕前低BMI组、正常BMI组和超重肥胖组孕妇的孕期平均增重分别为16.83 kg、17.50 kg和16.38 kg。与IOM标准相比，除了孕前低BMI组的孕期增重在推荐范围内，其余各组均超出推荐范围。造成孕妇孕期增重过多的原因可能为生活水平的提高使孕妇获得比过去更为充足的营养保障，以及对孕期营养保健知识的认识不准确，盲目认为孕期营养越多越好，致使体重增加过多。有研究认为，孕妇孕前BMI与孕期增重呈负相关。研究结果显示，超重、肥胖的孕妇孕期平均增重略低于孕前低 BMI 和正常 BMI 的孕妇，但差异不明显。事实上，孕前肥胖的孕妇体内已有较高的能量储存，能保证孕期胎儿生长及产后哺乳所需能量供给，如果超重、肥胖的孕妇孕期不注意控制体重增加而致增重过多，很容易导致大于胎龄儿和剖宫产的发生。因此，孕前 BMI 较高的孕妇更应控制孕期体重的增加。

（三）孕前 BMI 及孕期增重联合作用对婴儿生长发育的影响

儿童肥胖的发生与先天遗传因素和后天环境因素密切相关，文献表明儿童肥胖的发生与母亲孕期营养状况、早期喂养情况等有关。前文的研究结果显示孕妇孕前 BMI 及孕期增重可影响胎儿的体格发育，孕期增重过多可能导致胎儿脂肪的过度积聚，这种影响在出生后仍然存在。William 等研究发现在控制了母乳喂养等因素后，孕期增重过多和孕前肥胖的联合作用会导致婴儿更高的出生体重和前 3 个月快速的体重增长，且使其在出生后第一年内体重会一直处于高水平。国内研究显示孕期增重与婴儿出生后第一年内的体重发展存在独立的显著关联，并且孕期增重过多对其体重发展的影响可从胎儿期持续到整个婴儿期。另有研究认为孕前 BMI 会影响学龄前儿童超重的发生风险：无论孕前 BMI 是正常还是超重、肥胖，孕期增重过多与儿童超重风险增加有关，且在孕前高 BMI 的孕妇中这种关联更明显。研究表明，孕期营养过剩会改变子代出生后早期脂肪组织中脂肪生成基因和脂肪细胞因子基因的表达，导致皮下脂肪积聚。脂肪细胞形成后便难以消失，这是日后超重、肥胖的结构基础。

二、生命最初 1000 天对智能发育的影响

（一）不良因素对脑发育的影响

脑发育是一系列细胞和环境因素相互作用，调节进化与退化的过程，包括神经再生、迁移、成熟和突触形成，从胚胎期开始持

续到出生后早期阶段，迅速发育期是从妊娠后期到出生后24个月。这些过程不仅受遗传学的调节，也受环境因素的调控。

　　胎儿的脑发育对环境尤其敏感，出生前应激可影响神经递质、神经形态、神经营养因子和细胞黏附分子等，尤其在敏感阶段通过对急、慢性细胞行为的调节和基因表达的影响改变神经发育。畸变的细胞行为和基因表达形成永久的结构重塑和功能程序重编，导致脑对之后的应激更加易感。

　　胎儿期营养缺乏对脑的解剖结构、生理及生物化学功能都有负面的影响，甚至可导致永久性脑损伤。研究显示，慢性营养不良可影响儿童高级认知功能发育，如注意力、工作记忆、学习能力、记忆力、视觉空间能力、视觉感知能力、语言理解能力等，而不只是影响普通的认知功能，如运动速度、协调性等。营养不良可减慢年龄相关的某种高级认知过程，导致持续性认知缺陷。营养不良发生得越早、程度越重，持续时间越长，导致发育迟缓和长期持续的认知-学习功能障碍的风险越大。

　　酒精暴露是西方国家环境相关的出生缺陷和精神发育迟缓的一个常见原因。酒精对胎儿发育的影响不仅是母亲饮酒所致，也受父亲酒精暴露的影响。早期胎儿酒精暴露可导致广泛的神经行为缺陷，临床称之为胎儿酒精综合征。婴儿早期的症状常持续到成年，包括认知功能障碍、适应行为紊乱、处理感觉信息与做评价和决定的执行功能缺陷，发生惊厥的风险也相应增高。

　　孕前及孕期烟草、烟雾暴露，包括孕妇本人吸烟及被动吸烟，对胎儿有很多的负面影响，如出生缺陷、早产、宫内生长受限、儿童肥胖症、神经发育与行为异常等。1960—1966年是美国孕期母亲吸烟率最高的时期，通过家庭随访新生儿进行行为评估的研究发现母亲吸烟对新生儿神经行为有不良影响。烟草、烟雾的毒副作用可能是通过造成胎儿宫内慢性缺氧所致。通过尼古丁直接作用或者吸烟导致的食欲缺乏和食物消耗引起的营养不良，会增加胎盘抵抗、降低子宫血流、增加碳氧血红蛋白，从而造成胎儿宫内慢性缺氧的环境。孕期被动吸烟同主动吸烟一样，可增加胎儿神经发育与行为异常的风险。烟草、烟雾环境暴露的儿童发生注意缺陷 / 多动障碍（ADHD）的风险比母亲孕期没有烟草、烟雾暴露的儿童高2.5 倍。

综上所述，胎儿期环境因素可从多方面影响胎儿脑发育，引起发育期脑缺血敏感性基因表型的程序化，在细胞和分子水平改变正常脑细胞行为和特异的脑结构，重建下丘脑 - 垂体 - 肾上腺轴，干扰关键的神经递质，改变正常脑发育轨迹，增加新生儿缺氧、缺血性脑病及长期神经系统发育紊乱的易感性。

（二）儿童早期综合发展对智能发育的积极影响

人脑中神经细胞增殖期为妊娠第 3 个月至生后 1 岁，过了此时期，神经细胞不再复制或再生。良好的环境给予婴儿各种感知觉的经验，是大脑发育不可缺少的条件。大脑发育有关键期，在关键期内大脑最容易受外界的影响。由于视觉、听觉和触觉等感知觉的刺激，传入的冲动激发着神经元茁壮成长，神经元长出更多树突，突触迅速增多，神经回路快速形成。至青春期，突触的修建不是随意的现象，而是根据活动－依赖的稳定性原则，即在关键期重复进行神经活动的神经回路在修建期不被清除。神经回路活动－依赖稳定性原则的好处是，早期良好的育儿环境将指导塑造最优化的大脑皮层结构，以备个人将来最优发展所需。研究证明，很少玩耍或很少接触外界的儿童脑发育比同龄的正常儿要差 20% ～ 30%。动物实验证明，养育在玩具多的笼子内的大鼠比关在贫乏无味笼子中的大鼠表现更复杂的行为能力，而且每个神经元突触增加 25% 以上。另有研究显示，受虐待儿童的大脑比健康儿童的大脑葡萄糖代谢水平明显降低，提示脑功能受损。因此，良好的环境使婴幼儿获得丰富的经验，这些经验对大脑功能和结构（生理和生化方面）均有重要的影响，其作用将持续终生。

三、生命最初 1000 天对成年期健康的影响

自 20 世纪中叶以来，慢性非感染性疾病如冠心病、高血压、糖尿病、肥胖、过敏性疾病等不仅是发达国家的主要健康杀手，而且也已成为许多发展中国家的公共健康问题。从发病人群来看，这些疾病正在从成年人向儿童和青少年蔓延。这些疾病的发生原因是多方面的，其中生命早期包括营养状况在内的环境因素起重要作用。

（一）生命早期饥饿引发成年期多种疾病

一项对第二次世界大战期间荷兰饥荒情况的研究显示，如果饥饿发生在孕早期，则后代冠心病、血脂异常、血液黏稠度增加、抑郁、肥胖等的发病率升高，同时母亲患乳腺癌的风险也增加；如果饥饿发生在孕中期，则后代发生肾损害（蛋白尿）及阻塞性肺疾病的风险升高；而糖不耐受和胰岛素抵抗则与整个孕期营养不足有关。婴幼儿期的生长迟缓（包括体重与身高）或生长过快均与后期慢性疾病的发生有关。研究显示，不论出生体重与身长如何，如果婴儿早期生长缓慢，则成年后冠心病的患病风险增加；如果胎内生长迟缓而婴幼儿或儿童期生长过快，那么成年后高血压和脑卒中的患病风险增加。另外，喂养方式及过渡期食品添加也会对这些慢性疾病的发生产生影响。研究表明，母乳喂养不仅可以保证婴儿期全面的营养与生长发育，而且对婴儿期后的健康也会产生长远的有益作用。在促进智力发育的同时，母乳喂养对一些免疫性疾病（如 1型糖尿病、脂肪泻、炎性疾病等）和肥胖亦具有一定的预防作用，同时还可降低血压和胆固醇水平。

（二）生命早期钙摄入不足与成年期骨质疏松症

大量研究表明，儿童期钙摄入不足可增加骨质疏松症、高血压及肥胖的发生风险。成骨细胞和破骨细胞参与的骨形成和骨吸收贯穿生命的全过程，通常 30 岁时二者达到了平衡，即骨骼钙贮存及骨量达到了峰值。40 岁时骨吸收开始强于骨形成，骨钙丢失速度

加快。因此，生命早期，特别是儿童、青少年期（骨量增加最快的时期）钙的缺乏，势必会造成骨量高峰时期的骨量不足，从而增加之后患骨质疏松症的风险。钙的摄入与中年期体重和儿童期体内脂肪聚集之间呈负相关，每天摄入足量的钙（以牛奶中的钙为最好）可使肥胖发生的危险性降低。

（三）生命早期环境因素与成年肺部疾病

生命早期环境因素对儿童肺的发育影响深远，可影响哮喘和慢性阻塞性肺疾病的发生率。许多成年期慢性呼吸道疾病始于生命早期，宫内发育、环境暴露与宿主易感性的相互作用直接影响到成年期呼吸道的健康状况。需要有更深入的流行病学和生物学研究来理解源自于儿童的成年期慢性呼吸道疾病的表型。作为临床医生，更应关注的是如何识别那些与呼吸道健康相关的早期不良因素，并采取相应的预防措施，如早产儿诊治技术的改进和早期监测、儿童哮喘规范化管理、接种针对下呼吸道感染的疫苗等都有利于改善成年期呼吸道的健康状况。同时急需提高整个社会对于环境因素对人体疾病影响的重视度，进而促进全人类的健康。早期过敏原致敏、过敏性疾病家族史、与儿童期气流受限相关的严重症状、支气管高反应性，以及女性及症状发生在2岁以后是儿童哮喘发展为成人哮喘的高危因素。

2 生命最初 1000 天的发育规律

第一节　生长发育规律

从受孕开始，生命就形成了，生长和发育贯穿于胎儿期和儿童期的全过程。生长是指随年龄的增长，身体各器官和系统的长大，可以通过具体测量值来表示，是量变；发育是指细胞、组织、器官功能上的分化与成熟，是质变。生长是发育的物质基础，两者共同表示机体连续渐进的动态变化过程，这个过程遵循着一些普遍的规律。

一、生长发育的一般规律

生长发育的一般规律是指群体儿童在生长发育过程中所具有的一般现象。虽然儿童在发育过程中，可由于生活、环境、营养、体育锻炼、疾病、遗传等因素而出现各方面的个体差异，包括形态、功能等，但一般规律还是存在的。那么儿童生长发育的一般规律有哪些呢?

（一）连续性

所有儿童的生长过程都是连续不断进行的，有时快些，有时慢些。一般情况下，年龄越小，生长得越快。例如，身长和体重在出生后第一年增长很快，至 1 岁时体重是出生时体重的 3 倍，身长是出生时身长的 1.5 倍，此为出生后的第一个生长高峰；2 岁后生长速度逐渐减慢，至青春期，体重和身高生长速度又迅速增加，出现生长发育的第二个高峰。

（二）不平衡性

身体中的所有组织、器官不是以同一速度生长，也不是同时停止生长，有先有后，快慢不一。如脑的发育先快后慢，七八岁脑的重量已接近成人。生殖系统发育较晚，淋巴系统发育则先快而后回缩，皮下脂肪年幼时较发达，而肌肉组织则要到学龄期才开始加速发育。

（三）程序性

一般生长发育遵循由上到下、由近到远、由粗到细、由低级到高级、由简单到复杂的规律。例如，出生后运动发育遵循先抬头，其次抬胸，接着坐、爬、站、走。当孩子活动时，从臂到手、从腿到脚都会慢慢伸展开，就其方向来看遵循由近到远的规律。当孩子想要抓取物品时，刚开始会是先用全掌抓，逐渐就能学会用手指拾取了，从这方面看，孩子的运动发育规律是由粗到细的。孩子初次握笔学画画也是从简单的画直线开始，慢慢地才会画复杂的圆圈和圆形。懵懂的生命先从低级的看、听、感觉事物、认识事物，发展到拥有高级的记忆、思维、分析、判断等能力，新的生命就是这样慢慢成长起来的。

（四）个体差异性

儿童生长发育虽有一定的规律，但在一定范围内受遗传和环境等因素的影响，存在着相当大的个体差异，而且各有特殊性。如有些孩子先会讲话才会走路，而有些孩子恰好相反；性格方面他们的差异也很大，有的活泼，有的内向。有些孩子生来和别人好相处，有些孩子则比较难以接近；有些孩子对节奏敏感，有些孩子对图形有兴趣。每个人生长的"轨道"不会完全相同，所以判断孩子的生长发育状况时，不能做机械的评价，必须考虑个体不同的影响因素，才能正确地做出评价。

二、生长发育的长期趋势和追赶生长

（一）生长发育的长期趋势

儿童的身高一代比一代高，性发育也较前提早，这种现象称之为生长发育的长期趋势。主要表现在身高和体重的增长，也可表现在其他方面，如月经初潮年龄提前，停经年龄推迟，乳齿、恒齿萌出提前等。

生长的长期趋势是出生后各年龄阶段身材发生变化的综合作用结果，通常由身高和体重的变化趋势来表达；发育的长期趋势则大多通过女童月经初潮年龄的提前或推迟，以及青春期身高峰值年龄的提前或延迟来体现。

近百年来生长发育的长期增长趋势首先出现在发达国家生活条件优越的阶层中，近二三十年来也出现在许多发展中国家。生长发育的长期变化趋势反映一个社会的经济水平、卫生条件、健康保健和人群生活水平等方面的综合指标的变化。随着社会的进步、经济的发展、人们生活水平的提高，生长发育的趋势也随之发生变化。但生长发育的长期增长趋势是有一定限度的，达到最大限度的时间与营养、经济、卫生，以及教育、文化水平等有密切关系。目前在发达国家的部分人群中，身高增长已呈停滞现象，月经初潮亦无明显提前现象。这说明，这些人群的身高已达到遗传所赋予的生长潜力的最大值，因而其平均身高趋于稳定。

（二）追赶生长

健康儿童的生长总是沿着自身特定的轨道前进，但受到疾病、激素缺乏、营养不良等因素的影响时，儿童生长会变慢，偏离其自然生长轨道，导致生长落后。一旦这些影响因素被去除后，他们将以超过同年龄儿童正常生长速度的方式生长，并迅速调整到原有的生长轨道上来，这种现象称作追赶生长。当把追赶生长时期的增长情况标绘在生长速度曲线上时，即呈现出特征性的早期速度快而后逐渐减慢的改变，当抵达原来生长曲线时，即恢复到正常增长速度。

追赶生长对促进儿童生长发育具有重要的现实意义。儿童生长发育受到阻碍后具有追赶生长的特点可促使人们主动采取各种积极的措施来消除儿童生长发育过程中的不良因素，而不是消极地等待生长的自然恢复。实验证明，生长恢复或追赶生长的程度取决于影响生长的原因、病期、病情严重程度，以及年龄。一般来讲，如果生长延迟程度严重、时间持续长、发育很不成熟或儿童年龄很大，会导致追赶生长不完全。因此，对儿童进行定期生长监测、及早发现不良因素、有针对性地采取干预措施，使儿童获得比较完全的追赶生长，对最大限度地发挥其自身的生长潜力、提高儿童的生长发育水平具有重要意义。

三、生长发育的影响因素

（一）遗传

遗传因素对孩子的生长发育有一定影响，孩子生长发育的轨迹、特征、潜能、趋势，由父母双方的遗传因素共同决定。大量研究显示，儿童的体格发育与遗传因素有关，儿童生长发育的家族聚集性及种族差异，是遗传影响的最明显的表现，其中身高的遗传度达 75%。儿童肥胖的发生也有较明显的遗传倾向，由遗传导致的肥胖占 20% ~ 40%，基础代谢率、食欲和饮食行为等也有很强的遗传倾向；近视的发生与遗传明显相关，尤其是早发于幼年期、屈光度数高的儿童近视多与遗传有关；代谢缺陷、内分泌障碍、染色体畸形等更与遗传有直接关系。

（二）营养

营养对生长发育至关重要。孩子的生长发育，无论是宫内还是出生后都需要充足的营养素供给作为物质基础。营养素供给比例恰当、生活环境适宜，生长潜能才可能得到最好的发挥。有研究证实，不同营养状况的儿童在体格和智力发育上都存在着显著性差异，营养条件差的儿童发育状况明显劣于营养条件好的儿童，而且前者急、慢性传染病的发病率也较高，学习效率明显较低。因此婴幼儿需要合理的饮食结构，否则不但影响当时的体格发育，甚至会影响日后的智能发育。

（三）疾病

疾病对生长发育的阻碍作用十分明显。急性感染常使体重减轻；长期消化功能紊乱、反复呼吸道感染、内分泌系统疾病，以及大脑发育不全等，对儿童生长发育都有直接影响；先天性疾病常伴随生长迟缓。

（四）母亲健康状况

胎儿在子宫内的发育受孕妇生活环境、营养、情绪、健康状况等因素的影响。如妊娠早期感染风疹、带状疱疹、巨细胞病毒，可导致胎儿先天畸形；孕妇患有严重营养不良可引起流产、早产，以及胎儿生长和脑的发育迟缓；孕妇接受药物治疗、暴露于放射线环境和有精神创伤等，均可使胎儿发育受阻。宫内发育阻滞可影响新生儿出生后的生长发育。

（五）生活环境、气候因素

据调查，我国北方的儿童比南方的儿童要高些。良好的居住环境，如阳光充足、空气新鲜、水源清洁，健康的生活习惯和科学的护理、完善的医疗保健服务等，都是保证儿童生长发育达到最佳状态的重要因素。

（六）睡眠

脑垂体能分泌出一种生长激素。人体生长激素的分泌在一天 24 h 内是不平衡的，其分泌量睡眠时高于觉醒时。睡眠不足，生长激素分泌就可能受阻，造成儿童身材矮小。一般随着年龄的增长，儿童睡眠时间逐渐减少，3～4 岁的儿童每天需睡 12～13 h（包括午睡），4～6 岁的儿童每天需睡 11 h。儿童每天所需睡眠时间个体差异较大，如果有的儿童睡眠时间较少，但精神、情绪和生长发育正常，也不必强求。

（七）锻炼

运动能促进血液循环，改善骨骼的营养，使骨骼生长加速、骨质致密，促进身高的增长。经常锻炼还能促进呼吸系统的发育，同时改善和发展神经系统的功能。随着孩子年龄的增长，家长应及时培养孩子的运动能力，这样能增强体质、提高发育水平、降低各种疾病的发病率。

（八）社会因素

社会因素主要包括父母职业、受教育程度和经济状况等。已有大量的调查资料显示贫穷、家庭破裂、父母药物滥用及酗酒等许多社会因素能够直接或间接地阻碍儿童的生长发育。儿童虐待和忽视在世界范围内都是有害儿童身心健康的社会问题，专家认为得不到关爱的儿童，由于体内分泌的生长激素比较少，平均身高可能低于同龄儿童。

综上所述，遗传潜力决定了生长发育水平，同时这种潜力从受精卵开始就受到一系列环境因素的作用与调节，表现出个体的生长发育模式。因此，生长发育水平是遗传与环境共同作用的结果。

四、生长发育评价

正确的评价基于准确的测量数据、定期纵向随访和可信的参照人群值。评价内容包括发育水平、生长速度和匀称程度三个方面。目前常用世界卫生组织推荐的美国国家卫生统计中心资料和国家卫生健康委员会推荐的中国九大城市儿童体格发育数据为参照人群值。

（一）评价的内容

1. 发育水平　将某一年龄节点所获得的体格发育指标测量值与参照人群值比较，得到该儿童在同质人群中所处的位置，即为此儿童此项体格发育指标在此年龄的生长水平，通常以等级记录测评结果。生长水平包括所有单项体格发育指标，如体重、身高（长）、头围、上臂围等，可以用于个体或群体儿童的评价。

2．生长速度　对某一单项体格发育指标进行连续测量，将获得的该项指标在某一年龄阶段的增长值与参照人群比较，得到该儿童此项体格发育指标的生长速度。

3．匀称程度　匀称程度指对体格发育指标之间关系的评价，包括体型匀称度、身材匀称度。

体型匀称度表示体型（形态）生长的比例关系。实际工作中常选用身高体重表表示一定身高的相应体重增长范围，间接反映身体的密度与充实度。将实际测量值与参照人群值比较，结果常以等级表示。

测量指标通常为坐高（顶臀高）/身高（长）的比值，可反映下肢生长状况，将实际测量值计算结果与参考人群值计算结果比较。结果以匀称、不匀称表示。

（二）评价的方法

1．指数法　利用数学公式，根据身体各部分的比例关系，将两项或多项指标相关联，转化成指数进行评价。最常用的是 BMI，公式为体重（kg）/身高（m^2）。它不仅能较敏感地反映身体的充实度和体型，且受身高的影响较小，与皮脂厚度、上臂围等反映体脂累积程度的指标的相关性也高。

2．等级评价法　等级评价法是离差法中的一种评价方法，是评价个体、群体儿童、少年生长发育现状最常用的一种方法。它利用标准差与均值的位置远近划分等级。评价时将个体此发育指标的实际测量值与同年龄、同性别相应指标的发育标准比较，以确定发育等级，国内最常用五等级评价标准。

3．曲线图法　曲线图法是离差法中另一常用的评价方法。制作曲线图时，将某地不同性别、不同年龄组某项发育指标的均值、均值 ±1 个标准差、均值 ±2 个标准差分别标在坐标图上。纵坐标为指标值，横坐标为年龄，男女各一，然后将各年龄组位于同一等级上的各点连成曲线，即制成该指标的发育标准曲线图。若连续几年测量某儿童的身高或体重，将各点连成曲线，既能观察出该儿童的生长发育现状，又能分析其发育速度和趋势。

4．百分位数法　百分位数法有多种表示方法。其中以百分位数曲线图法使用最为广泛。制作原理、过程与离差法相似，但基准值 P_{50} 和离散度 P_3、P_{25}、P_{75} 和 P_{97} 等均以百分位数表示。

目前利用百分位数法和曲线图法结合制成的身高、体重、BMI 等指标的百分位数曲线图，已成为目前 WHO 和许多国家用以评价儿童少年生长发育现状和发展趋势的主要标准。评价时只需找到个体身高或体重在图上的位置即可评价发育现状。

5．生长速度评价法　生长速度是评价生长发育和健康状况的重要指征，常用指标有身高、体重和头围，3 岁以下儿童身高最常用。遗传、环境因素综合作用于机体所产生的变化，可通过生长速度的加快或减慢反映。以身高年增加值为例，它是通过对个体身高的连续测量，把前后两个不同时期测量的身高值相减，除以时间（年为单位）而得。

6．发育年龄评价法　发育年龄又称生物年龄或生理年龄，是指用身体的某些形态、功能、第二性征指标的发育平均水平及其正常变异，制成标准年龄，评价个体的发育状况。发育年龄有形态年龄、性征年龄、齿龄、骨龄四类。其中最实用、结果最精确的是骨龄。骨龄是根据儿童少年的骨骼发育钙化程度同骨发育标准进行比较求得的发育年龄。骨龄是反映个体发育水平和成熟程度较精确的指标，能较客观、精确地反映从出生到成熟过程中各阶段的发育水平，在各种发育年龄中应用最广泛。

7．营养状况评价法　营养状况评价指对儿童少年个体或群体的营养状况所获资料进行综合分析，在此基础上做出的评价。观察指标主要有身高、体重、皮脂厚度等。目前常用于评价儿童少年营养状况的方法有身高别体重，国内也称"身高标准体重"，是世界卫生组织积极推荐的指标，主要反映儿童的即时营养状况。

第二节 体格发育规律

一、体格发育的指标

为了随时了解儿童的生长发育情况，需要对儿童体格的几个指标进行定期测量。能反映儿童体格发育的指标主要有身高（长）、体重、头围和胸围等。

（一）体重

体重是反映儿童生长发育的最重要也是最灵敏的指标，在一定程度上可反映儿童的营养状况和骨骼、肌肉、器官等的发育情况。影响儿童体重的因素很多，如种族、遗传、喂养方式、生活条件和疾病等。

（二）身高（长）

身高（长）是衡量骨骼发育的重要指标。它反映的是长期营养状况，短期内影响生长发育的因素（营养、疾病等）对身高影响不明显。它主要受遗传、种族和环境的影响较为明显。

（三）头围

头围是反映儿童脑发育的一个重要指标。3 岁以前的儿童的头围可以反映脑和颅骨的发育情况。需要注意的是，并非像人们所想象的那样，孩子头越大越聪明，其实聪明与否和头围大小并不成正比。孩子的头围在正常范围内就可以了。头围过大则要考虑有无脑肿瘤、脑积水的可能。

（四）胸围

胸围反映胸廓、胸背肌肉、皮下脂肪及肺的发育程度。

二、体格发育规律及各项指标的家庭测量方法

（一）体重

1. 体重的发育规律　体重在出生后前 3 个月增长最快，一般为每月增长 600 ～ 1000 g，基本不低于 600 g。3 ～ 6 个月增长速度次之，一般每月增长 600 ～ 800 g。6 ～ 12 个月平均每个月增长 300 g。1 岁后儿童生长速度明显减慢，1 ～ 3 岁儿童平均每个月体重增长 150 g。出生后 3 个月体重约等于出生时体重的 2 倍，12 个月体重约等于出生体重的 3 倍。

2. 体重的家庭测量方法　选用杠杆式磅秤或电子秤。体重测量应在空腹、排空大小便、裸体或穿背心短裤的情况下进行，如不能脱至单衣裤，则应设法扣除衣服重量。称重时，婴儿可卧位，1 ～ 3 岁可坐位，3 岁以上可站立位，两手自然下垂。还可以由成人抱着婴儿称重，然后减去成人重量和儿童所穿衣物的重量。记录测量结果，可以描绘体重增长曲线，或与参照人群值比较。

（二）身高（长）

1. 身高（长）的发育规律　胎儿在生命前 280 天时间里，身长会长到接近 50 cm。出生后以最初 6 个月生长最快，尤其是前 3 个月；后半年起逐渐减慢。出生后第一年平均增长 25 cm，第二年平均增长 10 cm，第三年平均增长 4 ～ 7.5 cm。幼儿期儿童的体型由婴儿期的矮胖型向瘦长型转变。这期间躯干稍长些，下肢稍短些。幼儿期后，四肢的增长逐渐快于躯干的增长。

2. 身高（长）的家庭测量方法　身高（长）适宜在上午测量。测量婴儿身长，最好由两个人进行。3 岁以下的儿童脱下鞋袜及帽子躺在床上，伸直膝关节，一人用手固定好儿童的膝关节、髋关节和头部，另一人用皮尺测量从儿童头顶的最高点，至足底。测量出的数值，即为儿童身长。3 岁以上的儿童测量身高，须脱下鞋袜及帽子，背靠垂直墙面站立，取立正姿势，两眼直视向前，胸部稍挺

起，腹部微后收，两臂自然下垂，手指并拢，脚跟靠拢，脚尖分开约 60°，脚跟、臀部和两肩胛间三点同时接触墙面。测量者用直尺或三角板与儿童头顶点恰好相接触，测量者的眼睛要与滑动测量板在同一水平面，做好标记，垂直测量地面至标记点，以厘米为单位记录身高数。也可用小卷尺拉直固定在门上，用书代替身高计的水平板，再按上述的操作方法测量，同样可以准确地测出身高。记录测量结果，可以描绘身高（长）增长曲线，或与参照人群值比较。

（三）头围

1．头围的发育规律　新生儿出生时头围平均为 34 cm，孩子头围在生后第一年增长最快。1 岁时平均为 46 cm，第二年增加 2 cm，2 岁时头围平均为 48 cm，5 岁时约为 50 cm，15 岁时接近成人头围（54～58 cm）。由此可看出，脑发育主要在生后前 3 年。如果出生时头围＜ 32 cm，3 岁后头围＜ 45 cm，称为小头畸形，大脑发育不全时头围常偏小。头围过大时应注意有无脑积水。

2．头围的家庭测量方法　取软尺，从右侧眉弓（眉弓即眉毛的最高点）上缘，经后脑最高点，到左侧眉弓上缘，三点围一圈，测量结果要精确到小数点后一位。记录测量值，可与参照人群值比较。

（四）胸围

1．胸围的发育规律　新生儿胸围小于头围，随着月龄的增长，胸围逐渐追赶头围。一般在婴儿 1 岁时，胸围与头围相等。但现在由于普遍营养状况较好，不少婴儿在未满 1 岁时胸围就同头围一样。影响胸围增长的因素有营养状况不好、缺乏体育活动及疾病造成的胸廓畸形（如鸡胸、漏斗胸等）。儿童在 1 岁后，胸围增长明显快于头围，胸围逐渐超过头围。到青春期胸廓发育很快，向成人体型转变。

2．胸围的家庭测量方法　取软尺，用左手拇指固定软尺一端于儿童乳头下缘，右手拉软尺绕经右侧后背，经过两侧肩胛骨下角再经左侧而回到零点。注意前后左右要对称。软尺应紧贴皮肤，在平静呼、吸气时测量，测量结果要精确到小数点后一位。记录测量值，可与参照人群值比较。

三、与体格发育有关的各系统发育规律

(一) 骨骼

1. 颅骨　除头围外，还可据骨缝闭合及前后囟闭合时间来衡量颅骨的生长。婴儿出生时颅骨缝稍有分开，于 3 ～ 4 月龄时闭合。出生时后囟很小或已闭合，最迟 6 ～ 8 周龄闭合。前囟出生时为 1 ～ 2 cm，之后随颅骨生长而增大，6 月龄左右逐渐骨化而变小，在 1 ～ 1.5 岁闭合。前囟检查很重要，颅内压增高时前囟饱满，脱水时前囟凹陷。脑发育不良时头围小、前囟小或关闭早；甲状腺功能减退时前囟闭合延迟；延迟闭合还要考虑有无佝偻病的可能。有的孩子出生时前囟就较小，闭合也会早些。这与母亲孕期营养状况较好有关。因此要综合看待这个问题，如果没有超量服用鱼肝油或超量服用及注射维生素 D，一般没有问题。

颅骨随脑发育而长大，且生长先于面部骨骼（包括鼻骨、下颌骨）。1 ～ 2 岁后随牙齿萌出、咀嚼动作的频繁出现，面骨开始加速生长发育，鼻、面骨变长，下颌骨向前凸出，下颌角倾斜度减小，额面比例发生变化，颅面骨由婴儿期的圆胖脸型变为儿童期的脸型。

2. 脊柱　脊柱的增长反映椎骨的生长。生后第一年脊柱生长快于四肢，之后四肢生长快于脊柱。出生时脊柱无弯曲，仅呈轻微后凸。3 个月左右抬头动作的出现使颈椎前凸；6 个月后能坐，出现胸椎后凸；1 岁左右开始行走，出现腰椎前凸。这样的脊椎自然弯曲至 6 ～ 7 岁才被韧带所固定。生理弯曲的形成与直立姿势有关，是人类的特征，有加强脊柱弹性的作用。椎间盘的继续形成是青春期后期躯干继续增长的主要原因。注意儿童坐、立、走姿势，

选择适宜的桌椅，对保证儿童脊柱形态正常很重要。

3．长骨　长骨的增长是从胎儿到成年期逐渐完成的。长骨的生长主要通过长骨干骺端的软骨骨化、骨膜下成骨作用，使长骨增长、增粗。当骨骺与骨干融合时，标志着长骨停止生长。为判断长骨的生长，婴儿早期应摄膝部 X 线骨片，年长儿摄腕部 X 线骨片，骨生长明显延迟的儿童应加摄膝部 X 线骨片。骨生长与生长激素、甲状腺激素、性激素有关。骨龄在临床上有重要诊断价值，如有甲状腺功能减退、生长激素缺乏症时骨龄明显延后，有真性性早熟、先天性肾上腺皮质增生时骨龄超前。

（二）牙齿

牙齿生长与骨骼有一定关系，但因胚胎来源不完全相同，牙齿与骨骼的生长不完全平行。出生时乳牙已骨化，乳牙牙胞隐藏在颌骨中，被牙龈覆盖。恒牙的骨化从新生儿期开始。人一生有乳牙（20 个）和恒牙（32 个）两副牙齿。生后 4～10 个月乳牙开始萌出，12 个月后未萌出者为乳牙萌出延迟。乳牙萌出顺序一般为下颌先于上颌、自前向后，约于 2.5 岁时乳牙出齐。乳牙萌出时间个体差异较大，与遗传、内分泌、食物性状有关。6 岁左右萌出第一颗恒牙，6～12 岁阶段乳牙逐个被同位恒牙替换，12 岁萌出第二恒磨牙，17～18 岁萌出第三恒磨牙（智齿），也有部分人终生第三恒磨牙不萌出。

出牙为生理现象，出牙时个别婴儿可有低热，唾液增多、流涎及睡眠不安、烦躁等症状。健康的牙齿生长与蛋白质、钙、磷、氟、维生素 C、维生素 D 等营养素和甲状腺激素有关。食物的咀嚼有利于牙齿生长。

（三）脂肪组织和肌肉

1．脂肪组织　脂肪组织的生长主要表现为脂肪细胞数目的增加和体积的增大。脂肪细胞数目增加从胎儿中期开始到 1 岁末达高峰，之后呈减速增加。2～15 岁时脂肪细胞数目增加约 5 倍。脂肪细胞体积从胎儿后期至出生时增大 1 倍，以后增大速度逐渐减慢，学龄前期至青春期前期脂肪细胞大小变化不大。青春期生长加速时，脂肪细胞体积又增加。

全身脂肪组织占体重的百分比与生长速度一致：出生时占体重的 16%，第一年增加至 22%，之后逐渐下降，5 岁时为 12% ~ 15%。青春期第二生长高峰时，此百分比有明显性别差异，女孩为 24.6%，是男孩的 2 倍。皮下脂肪占全身脂肪的 50% 以上。皮下脂肪测量不仅可反映全身脂肪量的多少，还可间接判断人体成分、肥胖与营养不良的程度。

2. 肌肉组织　胎儿期肌肉组织生长较差，出生后随着活动增加逐渐生长，基本与体重增加平行。儿童肌肉纤维较细，间质组织较多。生后肌肉的生长主要是肌纤维增粗，5 岁以后则肌肉增长明显，并有性别差异。男孩肌肉占体重比例明显大于女孩。肌肉的生长与营养状况、生活方式、运动量密切有关。从小让婴儿经常进行被动或主动性的运动，如俯卧、翻身、爬行、行走、体操、游戏等，可促进肌肉纤维增粗、肌肉活动能力和耐力增强。

（四）生殖系统

生殖系统的发育可分为胚胎期性分化和青春期生殖器官、第二性征及生殖功能生长两个过程。胚胎期性分化从受精开始，Y 染色体短臂决定胚胎的基因性别。胚胎 5 ~ 6 周时形成胎儿睾丸，8 ~ 12 周形成附睾、输精管、精囊、前列腺芽胚，胎儿 12 周后形成卵巢、输卵管、子宫。胎儿 26 周（150 天）后直到青春期前期性腺及性征不发育。因此，在各系统中生殖系统生长发育最迟，从出生到青春期前期一直缓慢生长，保持幼稚状态，功能处于静止期。青春期生殖系统迅速生长发育，持续 6 ~ 7 年。青春期生殖系统生长的年龄与第二性征出现顺序有很大个体差异。性早熟指女孩在 8 岁以前、男孩在 10 岁以前出现第二性征，即青春期提前出现；女孩 14 岁以后、男孩 16 岁以后无第二性征出现为性发育延迟。出生时男婴睾丸大多已降至阴囊，约 10% 男婴的睾丸尚位于下降途中的某一部位，一般 1 岁内都下降到阴囊，少数未降者称隐睾。

第三节　神经心理发育规律

一、感知的发育

感觉是指对直接作用于感觉器官的事物的个别属性（颜色、声音、气味等）的反应。知觉是在感觉的基础上产生的对作用于感觉器官的事物的各个部分和整体的属性的反应。感知是一个基本的心理过程，通过这一过程，人们获得外界环境的知识，所以这是认知过程的重要组成部分。

（一）视觉（视感知）

视觉最初发生的时间应当在胎儿中晚期，4～5 个月的胎儿已有了视觉反应能力以及相应的生理基础，当用强光照孕妇腹部时，会发现胎儿闭眼及胎动明显增强。34 周的早产儿视觉功能已和足月新生儿相似。新生儿已具备了一定的视觉能力，获得了基本视觉过程。新生儿已经能看见明暗及颜色，而且视觉已相当敏锐，出生几天的新生儿即能注视或跟踪移动的物体或光点，新生儿行为能力检查已清楚地证明了这一点。1 个月内的新生儿还不能对不同距离的物体调节视焦距，他们似乎有一个固定的焦点，动力视网膜镜显示最优焦距为 19 cm。一般认为 2 个月前的婴儿，最佳注视距离是15～25 cm，太远或太近便不能看清楚；2 个月以后婴儿开始按物体的不同距离调节视焦距；4 个月时已能对近的和远的目标聚焦，眼的视焦距调节能力即已和成人差不多。新生儿对复杂图形的觉察和辨认的视觉能力约为正常成人的 1/30。在之后的半年中这种能力有很大提高，到 6 个月时仍比成人差。婴幼儿视觉功能的特点是看到运动的物体能明确地做出反应，如闪烁的光、活动的球及活动的人脸等。新生儿容易集中注视对比鲜明的轮廓部分，如白背景下的黑边线，他对黑线条附近对比最强烈的地方注视时间更长。婴幼儿容易注视图形复杂的区域、曲线和同心圆式的图案。婴儿出生 2 个月内，颜色视觉有很大发展，2 个月时已能对某些不同的波长作出区分；3～4 个月时颜色视觉基本功能已接近成人，之后在辨别颜色的准确性方面继续发展。婴幼儿对颜色的反应虽然和成人一样，但却表现出对某些颜色的偏爱，他们偏爱的颜色依次为红、黄、绿、橙、蓝等，这就是经常要用红色的玩具来逗引婴幼儿的依据。

（二）听觉（听感知）

关于听觉系统的研究近年来也进展很快，"所有婴儿刚生下来时都是耳聋的"的观点早已过时。现在的研究证明，5～6 个月的胎儿即开始建立听觉系统，可以听到透过母体的频率为 1 000 Hz 以下的外界声音。出生后随着新生儿耳中羊水的清除，声音更易传递和被感知。新生儿出生后前几天听觉敏感度有很大的提高，新生儿听觉阈值比成人高 10～20 dB，婴儿在高频区的听力要比成人的好。婴儿不仅能听到声音，对声音的频率也很敏感，他们可以分辨 200～250 周波/秒之间的差别，能区别语言和非语言，而且能区别不同的语声，显然这有助于语言的学习。研究还发现，婴儿有很强的音乐感知能力，新生儿喜欢音乐而讨厌噪音，3 个月时婴儿出现定向反应，6 个月可区别父母的声音，8 个月开始区别语言的意义、听懂自己的名字，1～2 岁能听懂简单的语句，3 岁后能更为精细地区别不同声音，4 岁时听觉发育完善。听觉的发育对孩子语言的发展有重要意义。早期受音乐训练的人，成人后对绝对音高的感知能力更强，所以有必要尽早对孩子进行音乐训练。

（三）嗅觉和味觉

新生儿的嗅觉在出生时已经发育成熟，哺乳时，新生儿闻到乳汁的香味就会积极地寻找乳头。有研究发现在新生儿头的两边各放一块沾有自己母亲乳汁的奶垫和其他母亲乳汁的奶垫，出生后6日的新生儿就能准确转向自己母亲的奶垫一侧；3～4个月时，他能区别好闻和难闻的气味；4～5个月时，他对食物味道的微小改变很敏感，故应适时添加各类辅食。婴儿灵敏的嗅觉可以保护自己免受有害物质的伤害，并可让其更好地了解周围的人和事物。

儿童的舌头和嘴唇都发育得比较早，透过羊水，胎儿已经对酸甜苦辣等味道有了体验和认识。新生儿的味觉已经有了相当的发展，他们在出生最初几天就存在味觉的性别差异，女婴比男婴更喜欢甜味。3个月时婴儿的味觉继续发展，能辨别不同味道，并表示自己的好恶，遇到不喜欢的味道会退缩、回避。4～5月龄的婴儿喜欢尝试，这时候婴儿的舌头发育极快，妈妈们常发现他们把能拿到手的东西放在嘴巴里又舔又啃，这是孩子在用舌头、嘴和唇在判断物体的质地及味道。喂辅食的时候，仔细观察便可以发现孩子对不同味道的细微反应。6～9月龄的婴儿的味觉处于极为发达的状态，过了婴儿期会慢慢衰退。

（四）皮肤感觉

皮肤感觉可分触觉、痛觉、温度觉和深感觉。触觉是引起儿童某些反射的基础，新生儿触觉高度敏感，尤其在眼、前额、口周、手掌、足底等部位；而大腿、前臂、躯干处比较迟钝。新生儿时痛觉已经存在，但相对其他感觉不甚敏感，尤其在躯干、眼、腋下部位，痛刺激后会出现泛化现象。新生儿对温度也比较敏感，如能区分出奶的温度太高或太低，冷的刺激比热的刺激更能引起他的明显反应。2～3岁时儿童能通过皮肤感觉与手眼协调一致的活动来区分物体的大小、软硬和冷热等。5岁时能分辨体积相同、重量不同的物体。皮肤感觉对儿童的生存和适应有重要意义。

（五）知觉

知觉是人对事物的综合反映，与上述各感觉能力的发育密切相关。随着儿童动作和活动特别是随意行走的发展，各种复杂知觉也初步发展起来，主要有空间知觉和时间知觉。空间知觉是指人对客体的空间性质和空间关系的认识，包括性状知觉、大小知觉、深度知觉、距离知觉和空间定向。时间知觉是指对事物在时间上属性的知觉。孩子 1 岁末开始有空间和时间知觉，3 岁能辨上下，4 岁能辨前后，4 ～ 5 岁开始有时间概念，5 岁能辨自身的左右。观察是一种有目的、有计划的、比较持久的知觉过程，是知觉的高级形态，应从小逐渐培养儿童的观察能力，这对儿童认识客观世界具有重要意义。

二、运动的发育

正常动作发育的进程是以脑形态的完善、功能的成熟，以及神经纤维髓鞘化的时间与程度为基础的，有一定的规律，同时还需要骨骼和肌肉的参与，因而运动的发育与神经系统的发育及全身的发育密切相关。运动发育按照以下四个规律进行。

（一）由上向下

儿童总的动作发育方向是从头至脚，即沿着抬头 - 翻身 - 坐 - 爬 - 站 - 走这一趋势逐渐成熟的。最早开始的是头部的动作，儿童先会抬头，再会转头，之后开始翻身，6 个月左右会坐，继而是手臂和手的运动，最后才是站立和行走，即腿和脚的控制。

（二）由近及远

动作发育以躯干为中心，越接近中心部位（身体中轴）的动作发育越早，而离中心较远部位的动作发育相对较晚。以上肢为例，先是肩部和上臂动作的发育，接着是肘、腕部，最后对手指动作的控制能力才逐渐成熟完善起来。

（三）由不协调到协调

1. 先大肌肉动作，后小肌肉动作　粗大动作的发育先于精细动作的发育，如先是抬头、翻身、坐起等躯体大动作，接着是手指的抓、捏等精细动作。

2．先整体动作，后分化动作　儿童最初的动作是全身性的、泛化的，而后逐渐发育成局部的、准确的动作。如对于 1 ～ 2 个月的婴儿，若将其脸用手帕盖住，则他表现为全身的乱动；到了 5 个月的时候，婴儿可表现为双手向脸部乱抓，但不一定能拉下手帕；而到 8 个月时，婴儿即能迅速而准确地拉掉手帕。

3．先正面动作，后反面动作　先能俯卧时抬头，而后才能仰卧时屈颈；先学会向前行走，再学会倒着走路；先能抓取物体，之后才是有意识地松手放开物体。

（四）由粗到细

儿童开始取一小丸时，会用手掌抓取，然后发展为用拇指与其他手指，最后学用拇指与示指取物。

儿童在动作发育过程中有些原始的反射到了应该消退的时候会自然消退，否则不利于动作的进一步发育。如 3 个月时，手不再握拳，而是手指放松，为取物创造条件。另外，积极的动作促使发育成熟。如首先向前走，然后学会倒退走；先从坐位到立位，经过一阶段后才从立位坐下。每个具体动作的发育早晚与父母的训练有关，但训练应该与儿童的年龄相符合，这样可促进动作的发育。相反，过早的训练对儿童身心发育不利。

三、语言的发育

语言的发展在婴幼儿认知和社会的发生发展过程中起着重要作用，婴幼儿如能掌握部分语言，就得到了一种有效的认识工具，可以通过同成人的交往增进对外部世界的认识，也可借助语言把这些知识更好地储存起来，以供应用。语言的发育过程可分为感知、发音、语言 - 动作联系三个阶段。

（一）语言感知阶段

人类的语言是有声语言，语声是语言的物质外壳，词语的意义是靠声音表达出来的，而婴儿分辨和发出语声是一个发展的过程。

2 周左右的婴儿能区分人的语声和其他声音，如钟声、哨声等。这种区别不同声音的能力是他以后学习语言的前提。2 个月时，他对说话时的情绪表现似乎有所反应，如以愤怒声斥责他时会哭，和蔼地安慰他时会笑；4 个月时婴儿就能区别男声及女声；6 个月时婴儿即能区分出不同的语调。

（二）发音阶段

婴儿出生后的第一声啼哭就是最早的发音，也是今后语言的基础。第 4 周开始，婴儿的哭声可以作为一种用来表示身体状态，以得到注意的手段。开始它多是表示一种消极状态的，如饿、冷、热、湿、寂寞等。到 2 ～ 3 个月就开始出现了表示积极状态的声音，如舒服、高兴时的发音。成人逗他时婴儿的发音主要是一些元音，如 "a""e""o" 等，婴儿情绪越好发音越多。4 ～ 7 个月是婴儿出现连续音节阶段。在这个阶段婴儿明显地变得活跃起来，发音增多，在他兴奋时发音更多，可出现一些重复的、连续的音节，像是咿呀学语，如 "爸 - 爸""打 - 打""哼 - 哼" 等，但并无所指。这些音为以后正式说出词和理解词做准备。

（三）语言 - 动作联系阶段

7 个月以后，婴儿不仅发音增多，而且对某些特定的音会产生反应，如对自己的名字有反应。8 ～ 9 个月的婴儿可以形成第一批语言 - 动作的条件反射，如说 "欢迎" 时婴儿会拍手，说 "再见" 时婴儿会摆手等。有了这种条件反射，婴儿就有了学习与成人交往的基础。

11 个月开始是语言 - 动作的条件反射形成的快速时期，此时婴儿听懂的词越来越多，他可以按照指示去做一些事情，并开始模仿成人发音。这时的发音还不是正式的说话，他可能是用一定的声音表示一定的意义，这是学说话的萌芽阶段。

在这个阶段如果认为婴儿不明白语言的内容、不会说话而不和他说话，则常会造成婴儿语言发育迟缓。反之，如能注意和婴儿多说话，使婴儿每次感知某事物或某动作时都能听到成人说出关于这个事物或动作的词，在他的大脑中就会逐步建立起关于这个事物或动作的形象和词之间的暂时联系，从而促进婴儿语言的发展。

四、心理活动的发展

（一）心理活动各方面的发展过程

心理是人脑对客观现实的反映。儿童心理行为发展主要表现在动作、语言、社会行为、气质、情绪等方面。

1．社会行为的发展　2～3个月时婴儿出现社会性的微笑，并以笑、停止啼哭、发音等行为表示认识父母；7～8月龄的婴儿可表现出认生，对玩具感兴趣等；9～12个月时是婴儿认生的高峰；12～13月龄的儿童喜欢玩变戏法和躲猫猫游戏；18月龄的儿童逐渐有自我控制能力，成人在附近可以独自玩很久；2岁时儿童不再认生，易与父母分开；3岁后儿童可做游戏，并能遵循游戏规则。

2．注意的发展　婴儿期以无意注意为主，他们的注意集中时间不仅短暂，而且很容易转移。随着年龄增长逐渐出现有意注意。5～6岁的儿童能够较好地控制自己的注意力。

3．记忆的发展　记忆是将所学得的信息"贮存"和"读出"的神经活动过程，可分为感觉、短暂记忆和长久记忆三个不同的系统。长久记忆又分为再认和重现两种，再认是以前感知的事物在眼前重现时能被再认识，重现是以前感知的事物不在眼前重现，而是脑中重现。1岁内婴儿只有再认而无重现，随年龄的增长，重现能力亦增强。早期儿童只按事物的表面特性记忆信息，以机械记忆为主。随着年龄的增加和理解、语言思维能力的加强，逻辑记忆逐渐发展。

4．思维的发展　1岁之后的儿童开始产生思维，在3岁之前儿童只有最初级的形象思维，3 岁之后开始有初步的抽象思维；6 ~ 11 岁之后儿童逐渐学会综合分析、分类比较等抽象思维方法，具有进一步独立思考的能力。

5. 想象的发展　新生儿无想象能力，1 ~ 2 岁的儿童仅有想象的萌芽。学龄前期儿童仍以无意想象为主，有意想象和创造性想象到学龄期才迅速发展。

6. 情绪、情感的发展　新生儿因生后不易适应宫外环境，多处于消极情绪中，表现为不安、啼哭，而哺乳、抱、摇、抚摸等则可使其情绪愉快。婴幼儿良好的情绪表现为依恋、高兴、喜悦和愉快；不良情绪表现为恐惧、焦虑、愤怒和嫉妒。情绪表现特点是时间短暂、反应强烈、容易变化、外显，以及真实。随着年龄的增长，儿童对不愉快因素的耐受性逐渐增强，能够有意识地控制自己，使情绪逐渐趋向稳定。

7. 依恋形成　依恋是指婴儿和照看人之间亲密的、持久的情绪关系，表现为婴儿和照看人之间的相互影响和渴望彼此接近，主要体现在母亲和婴儿之间。依恋形成和发展分为四个阶段，前依恋期、依恋建立期、依恋关系明确期、目的协调的伙伴关系期，在婴儿期主要表现为前两个阶段。

前依恋期（出生至 2 个月）：儿童对所有的人都做出反应，不能将他们进行区分，对特殊的人（如亲人）没有特别的反应。这时的婴儿对于前去安慰他的成人没什么选择性，所以此阶段又叫无区别的依恋阶段。

依恋建立期（2 个月至 7 ~ 12 个月）。儿童开始对熟悉的人有特殊的友好关系，能从周围的人中区分出最亲近的人，并特别愿意和他接近。他可以忍耐同父母的暂时分离，但会带有一点伤感的情绪。对婴儿起主要影响作用的是母亲：母亲是否能够敏锐、适当地对婴儿的行为作出反应，是否能积极地同婴儿接触，是否在婴儿哭的时候给予及时的安慰，是否能在拥抱婴儿时小心体贴，是否能正确认识婴儿的能力及软弱性等，都直接影响着这种母子依恋的形成。

依恋关系明确期（7～12个月至24个月）：在此阶段，幼儿对亲人依恋变得强烈。由于幼儿运动能力的发展，他可以主动接近亲近的人，把母亲或看护人作为一个"安全基地"去主动探索周围环境。在探索过程中，他开始形成了分离焦虑和陌生焦虑，并以反抗、恐惧等形式表现出来。

目的协调的伙伴关系期（2岁以上）：此时幼儿能较好地理解父母的愿望、情感和观点等，同时能调节自己的行为，能够忍耐同父母的短时间分离，他相信父母将会返回。

儿童对母亲和父亲的依恋几乎是同等程度的，尽管通常是母亲和孩子在一起的时间多。但母亲和父亲在同孩子的关系上有一些区别，父亲通常更充满活力和体力，母亲则更安静而且语言更多一些。总之，在儿童的成长过程中要正确处理他的情感需要，适时给予安抚，对儿童日后的成长有着重要的意义。

8. 气质的发展 气质是一种稳定的、独立的心理特征，是由情绪等衍生来的心理特征。它是人与人之间，除了生理上或智力上的个体差异以外，另一项与生俱来的个体差异。众所周知，对于来自外界的刺激，每个人的反应也是不同的，而且，不论是外在或内在的刺激，如何反应的模式往往是天生的。这种从每个人出生时就先天决定的、对内在及外在刺激反应的方式，称为气质。

国外儿童发育专家，对婴幼儿气质进行了深入细致的系统研究，他们将儿童气质特点归纳为9个方面：活动量、规律性、对新刺激的反应、对生活改变的适应能力、反应强度、情绪状况、注意力坚持度、注意力分散度、感觉阈。儿童的人格发展，固然和他的生理智力有关，但也受本身气质和环境交互作用的影响。气质是天生的一种行为方式，每个人天生的视觉、听觉等感觉和心灵的敏感度不同，气质也不同。

（1）气质的类型：儿童气质归为以下几种类型。①易养型：生活很有规律，对新刺激反应接受快，对新环境适应快，反应强度通常很弱，对生活改变的适应力较强，情绪通常为愉快、友善、高兴。②难养型：生活没有规律，对新刺激反应退缩，对新环境适应慢，对事物反应很强烈，表现情绪状况通常为不愉快、不高兴、不友善。③启动缓慢型：对新的人、事、物和情况，第一次接触时都是退缩的，接触以后的适应度也非常低，要很长一段时间才能慢慢适应，所有反应强度相当微弱，坚持度也不高。④中间型：介于异养型和难养型之间，如果偏易养型则为中间偏易养型；如果偏难养型则为中间偏难养型。

以上各气质类型中，易养型及中间偏易养型所占比例高，达到 70% ～ 80%。

（2）气质的特性：气质具有以下几个特性。①气质无好坏之分，各种不同气质的儿童都是正常的儿童，儿童气质的不同可能代表儿童有着不同的天赋，气质差异是一个儿童有别于其他儿童最为重要的心理特征之一。②稳定性和可变性，一般认为，儿童气质具有稳定性和可变性两大特征。气质的稳定性体现在儿童随着年龄的增长，其气质特征总是保持相对稳定。一个儿童在其婴儿期所表现出来的气质特点可能维持一生，这是由气质的遗传性造成的。但气质并非完全由遗传决定（有研究认为气质的遗传决定性大约为50%），在环境因素的影响下，气质可以发生一定的改变。一个低适应的儿童通过环境的塑造或行为治疗，可以变得能够逐步适应；缺乏生活规律的儿童在有效的训练下可以变得较有规律，这就是气质的可变性。气质的稳定性和可变性的意义在于让人们认识到了教育、培养婴儿良好气质的困难性和可能性。③气质的另一个特征是有些气质维度往往成"簇"存在，活泼型的孩子往往活动水平高、睡眠缺乏规律、情绪易变等，这种气质维度成"簇"存在是气质分型的基础。应该认识到，世界上没有一个儿童是完全一样的，儿童的气质尽管可以分类，但气质事实上也是各不相同的，在极端的易养型和极端的难养型气质中间是无数中间型气质的儿童。根据儿童气质不同对儿童进行个体化的教育，对儿童的心理行为与情绪的健康发展具有重要意义。

（3）影响气质的因素：诸多因素可能影响儿童的气质特征，家长应尽量避免引起不良气质的危险因素，使儿童气质与抚育环境协调，促进儿童心理行为与情绪的正常发展。①遗传因素的影响：遗传学研究显示同卵双生子的气质相关程度明显大于异卵双生子。个体的活动水平、行为退缩、情感转移、抑郁等与遗传有关。②围生期因素的影响：国内有研究报告表明，母亲孕期的情绪、对分娩疼痛的恐惧、孕期的工作环境、孕期的看电视时间、住房条件等因素都会影响儿童的气质类型和气质维度。③年龄因素：长期纵向观察研究证明，儿童的气质类型相对稳定，但随着年龄的增长，构成气质的各维度可能发生一些倾向性变化，即活动水平及反应强度降低、节律性变好、注意力趋向集中、反应阈限升高，但消极心境却也增多。④独生子女的影响：独生子女活动水平较低，适应较快，易于接近或倾向探究，注意力易于集中。

了解儿童的气质类型，有助于对不同气质类型的儿童，采取不同的教育方式，因材施教，使他们扬长避短，健康成长。

（二）神经心理发育的评价

儿童神经心理发育的水平表现为儿童在感知、运动、语言和心理等方面各种能力，对这些能力的评价称为心理测试。心理测试仅能判断儿童神经心理发育的水平，没有诊断疾病的意义。心理测试须由经专门训练的专业人员根据实际需要选用，不可滥用。

1．能力测试

（1）筛查性测验：①丹佛发育筛查（DDST）量表，DDST主要用于6岁以下儿童的发育筛查；②绘人测试适用于5～9.5岁儿童；③图片词汇测试（PPVT）适用于4～9岁儿童的一般智能筛查。

（2）诊断测验：① Gesell 婴幼儿发展量表适用于 4 周至 3 岁的婴幼儿，从大运动、细动作、个人、社会、语言和适应性行为五个方面测试，结果以发育商（DQ）表示；② Bayley 婴幼儿发育量表适用于 2 ~ 30 月龄的婴幼儿，包括精神发育量表、运动量表和婴儿行为记录；③ Standford-Binet 智能量表适用 2 ~ 18 岁儿童；④ Wechsler 学龄前及初小儿童智能量表（WPPSI）适用于 4 ~ 6.5 岁儿童；⑤ Wechsler 学龄儿童智能量表修订版（WISC-R）适用于 6 ~ 16 岁儿童，内容与评分方法同 WPPSI。

2．适应性行为测试　智力低下的诊断与分级必须结合适应性行为的评定结果。国内现多采用日本 S-M 社会生活能力检查，即婴儿 - 初中学生社会生活能力量表。此量表适用于 6 个月至 15 岁儿童社会生活能力的评定。

（三）心理行为异常

1．智力发育障碍　在发育期间儿童的智能显著低于同龄儿水平，同时伴有明显的社会生活适应能力障碍。这种儿童看上去很幼稚、表情呆滞，有的儿童有很特别的面容，还可能伴有一些畸形。遇到这种情况应到医院检查，以尽早治疗。

2．语言发育障碍　儿童理解语言和说话延迟或理解和说话能力不如正常儿童，而智力发育在正常范围，应尽早到医院或专业机构进行语言训练。

3．学习障碍　这种儿童智力正常，在早年可能有一些不明显的语言和运动发育上的问题，但并未引起重视。孩子主要表现为阅读障碍、拼写障碍和运算障碍，因此学习成绩差。遇到这种情况应及时到医院检查，以进行特殊矫治。

4．注意缺陷 / 多动障碍　这类孩子智力正常，表现为不分场合的多动，但注意缺陷是实质问题。由于注意缺陷影响上课学习效果，所以学习成绩很差，遇到这种情况应及时到医院检查和矫治。

5．发育协调障碍　此种儿童自幼运动发育落后，大运动、精细运动不协调，平衡能力也很差，如容易摔跤或者拍球和书写困难，甚至存在口腔、舌体等运动不协调，可导致进食、说话和阅读困难；智力发育可在正常范围。遇到这种情况应尽早到医院或专业机构进行训练。

6. 屏气发作　有的儿童在发怒、惊恐或不合意的时候，突然会大哭不止，直到呼吸暂停、双唇发紫。重者可有四肢强直、失去知觉，甚至惊厥，而后恢复原状。这种现象叫屏气发作，又叫呼吸暂停症。一般发作后神态自如、无嗜睡。发作时间在 30 s 至 3 min 之间，发作频率不一，可数月一次或一日数次。

此病多见于婴儿，一般在 6 ~ 18 个月起病，5 岁后大多自然消失，预后良好，不需服药。当儿童患有屏气发作时，家长切勿惊慌不安，并要避免对他的过分溺爱，重视家庭关系的处理，消除精神紧张和冲突，这样可减少发作次数。发现患儿发作频繁、持续时间过长、发作后存在嗜睡，而且并非"闹脾气"引起，应去医院诊断，以免延误其他疾病的诊断和治疗。

7. 儿童擦腿综合征　这是一种异常的心理行为，儿童通过擦腿引起兴奋的一种行为障碍。发病时间一般为 1 ~ 5 岁，以 1 ~ 3 岁为多见，女孩多于男孩。这些孩子智力正常，发作时神志清醒，多在睡前、醒后发作，在外玩耍时不发作，注意力分散时此行为可停止。女孩喜坐硬物，手按腿或下腹部，双下肢伸直交叉加紧或叠加，手握拳或抓东西使劲；男孩多表现伏卧在床上来回蹭，或与女孩类似表现。还有些婴儿喜欢骑坐在成人腿上、椅角上摩擦外阴。发作时会伴面红、出大汗。女孩发作后外阴充血，分泌物增多或阴唇色素加重；男孩阴茎勃起，尿道口稍充血，有轻度水肿。

家长一旦发现孩子有此迹象，要冷静对待，不要紧张，对患儿不要责骂、不要惩罚，也不要强行制止其发作，应及时转移注意力。要帮助患儿养成按时睡眠的好习惯，晚上不要过早躺在床上，早晨不要晚起，以减少"擦腿"发作的机会。家长要注意患儿会阴部卫生，去除各种不良刺激；如果患儿有蛲虫、湿疹等，要及时请医生治疗。母亲要多给予患儿情感上的温暖，多跟他接触，避免让他处于孤独、无聊的状态，应培养患儿的广泛兴趣，多引导其进行户外活动，培养其对外界的兴趣，转移注意力。当发现孩子有摩擦动作时，父母先不要着急，应尽快带孩子就医，及时治疗相关疾病，如果是心理因素引起，则应进行心理治疗。

8．吸吮手指　婴儿吸吮手指是一种正常现象，之后随着年龄的增加，对外界环境的兴趣增加，对自身刺激的注意力减少，吸吮手指的行为会自行消退。1岁后，若儿童仍然经常吸吮手指则属于一种不良的行为表现。造成这种行为不消退的原因有与人交往、玩耍过少，饥饿时未及时哺乳等。预防这种行为发生的最好方法有：在婴儿出生后就应经常对他讲话，因2～3个月的婴儿特别喜欢注视正在说话的人脸，并对说话人的面部表情和口型进行模仿；当婴儿5个月时，他会抓物体，对外界环境的兴趣明显增加，应经常给他们玩玩具，并常带他们到户外去玩，鼓励他们去接触其他儿童，饥饿时应及时哺乳等。总之在他们醒着的时候应给他们提供丰富多样的生活环境，这样他们才会将对自身刺激的注意力逐渐转向周围世界。

9．依赖　不同年龄的儿童都有一定程度的依赖性，尤其在婴幼儿时期是正常现象，但与年龄不相称的过分依赖则为不正常行为。家庭成员的过分照顾是造成孩子依赖性的最主要原因，相反，缺乏照顾，孩子得不到父母足够的支持和养育或对孩子要求过高，使孩子屡受挫折，不能形成独立成功的经验都可能导致孩子不正常的依赖行为。防治的重点在于鼓励孩子从小做力所能及的事，不要提过高要求。孩子能独立完成的事，成人应尽量少帮助，让其从中获得独立成功的经验；孩子不能独立完成的事，成人应给予一定的指导和帮助。

10．退缩　在陌生的环境中有短暂的退缩行为对儿童来讲是正常现象；若过分怕生，不愿到公共场所去玩或随父母去亲戚、朋友家中做客，从不主动与其他儿童交往，平时表现为孤独退缩、胆小怕事、沉默寡言、喜欢独自玩耍，即为不正常现象。有退缩倾向的儿童可在自己熟悉的环境与熟悉的人自如玩耍。大多数儿童可随年龄的增加而自行消失。防治的关键在于应从小多给儿童提供充分的、各种形式的交往机会，让儿童多与周围的人，尤其是小朋友接触，不能让儿童经常待在家里。

3 健康检查方法及意义

为了了解孩子的成长过程是否顺利，是否存在生长偏离，是否需要额外的专业指导干预，妇幼保健机构为儿童准备了不同时期、不同方式的健康检查。那么这些检查的目的是什么，它们又是如何帮助家长了解自己的孩子呢？这一章就要对常见的儿童健康检查方法进行介绍和讲解。

第一节　生长发育监测

人从出生到长大成人，身体各个方面功能会逐渐成熟，这个过程叫做"生长发育"。人体的生长发育显然不是一蹴而就的，而是一步一步完成的。儿科学将人从出生到发育为性成熟的个体，分为6个期：新生儿期、婴儿期、幼儿期、学龄前期、学龄期、青春期，每一期的儿童的发育都有不同的特点。

一、幼儿不同时期发育特点

（一）新生儿期

从出生到生后满 28 天，称为新生儿期。据统计，我国新生儿的出生身长大概为 49 ~ 50 cm，而出生体重为 3.2 ~ 3.3 kg。此期的儿童长高、增重速度非常快，在不到 1 个月的时间里，身长可以增加大概 4 cm，体重增重 0.9 ~ 1.0 kg。

在刚出生的几天里，新生儿的体重会稍微下降，最多能达到他们出生体重的 7%（200 ～ 300 g）。正常情况下新生儿在生后 3 ～ 4 天体重降到最低，于生后 7 ～ 10 天体重恢复出生时的水平。这种现象被称为生理性体重下降，是正常的，无须担心，但也有部分孩子没有生理性体重下降。

（二）婴儿期

从出生到生后 1 周岁，称为婴儿期。婴儿期指的是生后的第一年，也包括了新生儿期在内。出生后满 1 周岁时，婴儿的身长可增至 75 ～ 76 cm，体重增重至 10 kg 左右，在这一年中，婴儿的体格发育速度非常快。

事实上，出生后第一年，也就是婴儿期，可能是人类一生之中体格发育最快的时期，儿科学将这个时期称为人类的第一个生长发育高峰。之后的体格发育，逐渐趋于平缓和稳定。

值得注意的是，婴儿期的生长发育速度也是不平均的，其中前 3 个月的速度最快，身长增加量为 3.5 ～ 4.0 厘米／月，体重增加量为 0.9 ～ 1.0 千克／月，之后身长、体重增加速度会越来越慢，这也是正常的。

（三）幼儿期

儿童 1 ～ 3 岁期间，被称为幼儿期。幼儿期的儿童，身高、体重的增长速度明显减慢。1 ～ 2 岁的儿童，身高平均一年增高约 12 cm，体重增加 2.5 kg 左右。2 岁以后，身高平均一年增高 5 ～ 8 cm，体重每年增加 2 kg 左右。

不难看到，在经历了第一个生长发育高峰之后，儿童的体格发育速度明显减慢，孩子的体型也由之前的"胖乎乎"逐渐过渡为"瘦高个"。这个变化十分正常，很多家长认为自己的孩子长得慢了，变瘦了，就盲目增加他们的食量，导致出现了过快的体重增长，增加了肥胖的发生率。

（四）学龄前期

3 ～ 6 岁这一期间，被称为学龄前期。学龄前期的儿童仍然是以身高增长 5 ～ 8 厘米 / 年、体重增加 2 千克 / 年的速度发育并逐渐趋于平缓。相比速度开始减慢的体格发育，此期儿童的大脑发育十分明显，学习能力逐渐提升，对外界事物的好奇心与日俱增，是培养各类文体类活动兴趣的大好时机。

（五）学龄期

7 岁至青春期，被称为学龄期。学龄期的孩子身高、体重增长速度同学龄前期差别不大，有的略慢于学龄前期。在此期间的孩子大多已经上学，是培养良好学习习惯、奠定扎实学习基础的重要时期。

（六）青春期

青春期没有十分统一的年龄界定，从发育情况上来讲，女孩出现乳房发育，男孩出现睾丸增大标志着青春期的启动。青春期年龄有早有晚，这与遗传、饮食、环境等多方面因素的影响相关。青春期是人类的第二个，也是最后一个生长发育高峰。在青春期，男性和女性的身高、体重都会比学龄期增长的快得多。身高会在第二次生长发育高峰结束后固定，体重则会随着饮食、运动等因素出现较大的变化。青春期男性、女性表现出不同的身体变化，男性出现睾丸增大，声音变低，喉结突出，腋毛、阴毛等体毛加重，遗精等表现；女性出现乳房发育、声音变细、阴毛逐渐增多、月经出现等表现。

在体格发育上，女性的青春期比男性开始和结束得都早，身高的增长速度也比男性慢一些，这就导致了青春期后，男性的最终身高普遍高于女性这一现象。

二、生长发育偏离

人的身高 / 身长、体重变化存在个体差异，也就是说，每个人的体格发育可能都不一样。但是如果某个孩子的身高、体重变化速度和绝大多数人的速度差得多，那么就要考虑是否存在一些不正常的因素了。

（一）儿童身高、体重的评价方法和标准

说到体格发育的偏离，必须先要讲一讲评价身高、体重的方法和标准。

1．标准差法（离差法） 这个方法常常用在社区卫生服务站。简单地解释，这个方法就是指，孩子的身高或者体重，离标准值差了多少，就叫做标准差。有趣的是，标准差法所用的单位不是千克（kg），也不是（cm），而是"个"。如果这个孩子的身高或体重比标准值高出 2 个标准差（写作"+2SD"），即为超标；如果这个孩子的身高或体重比标准值低出 2 个标准差（写作"-2SD"），即为不达标。

2．百分位法 百分位法更加细致一些，但是也更容易解释：如果把很多的孩子按照从矮到高或者按照从轻到重排 100 名，第 1 名最矮、最轻，第 100 名最高、最重。第 50 名的孩子，是标准的数值。如果身高或者体重高于第 97 名，叫做超标；如果身高或者体重低于第 3 名，叫做不达标。

（二）身高发育偏离

身高发育偏离包括身高过低和身高过高两类。

1．身高过低 前面已经提到过，人从出生至成年，不同时期有不同的身高增长速度和标准范围。导致孩子偏矮的原因非常多，但总体可以分为以下几类。

（1）遗传：遗传是决定孩子 70%～80% 的身高的因素，如果父母都偏矮，那么孩子也有较大的可能性不高。一般来说，如果父亲身高低于 160 cm 和（或）母亲身高低于 150 cm，就要考虑是否存在遗传因素所导致的矮小了。当然，即便父母并没有低于上述的身高值，仅仅是偏矮，对自己孩子的身高，也是有影响的。

这里需要提醒大家，虽然遗传因素很大程度上决定了身高，但是仍有 20%～30% 因素取决于后天因素，这部分仍然可以让一个

遗传上不利的孩子，长得很高。这 20% ～ 30% 是否能最大程度地发挥，大致由下述（2）至（5）来决定。

（2）营养：人长高是一个全身的变化，在长高过程中，骨骼会拉长、皮肤面积会增大、肌肉量会增加，这些都需要大量的营养，如钙、蛋白质等进行构建。对于一个长期营养不良、厌食、挑食、偏食的孩子，身高的增长必然会受到影响，骨骼、肌肉等组织器官无法得到足够的材料进行生长发育。

（3）睡眠：人在夜间熟睡时，大脑垂体会分泌生长激素。生长激素的作用非常多，其中一种就是促进骨骼的生长，因此老人常说的"睡好觉，长大个儿"是非常有道理的。研究发现，人在夜间完整的 10 h 的睡眠中，会经历大概 4 次生长激素的分泌高峰。如果中间醒过来，那么生长激素的分泌高峰就会中断，人体所得到的生长激素就会减少，导致身高发育受到影响。

（4）运动：人的骨头成长需要营养的构建，也需要适当水平的激素促进，但最重要的，它需要一个让它成长的信号。大家应该都知道，长期抢锄头干活的农民们，手掌都会有又厚又硬的死皮，也就是大家所说的"茧"。它的形成是由于此处的皮肤常常受到磨损，大脑为了让这里的皮肤不再被磨坏，发出一个信号，让这里的皮肤变硬、变厚。

同理，人的身高增长大多是下肢骨骼变长，当一个人进行下肢运动时，如慢跑、打篮球、跳绳等运动时，下肢骨骼受到了一定的挤压作用，久而久之，大脑发出了一个信号，让骨骼的细胞分裂得更快，全身的营养也优先保证它们的生长。最终的结果，就是骨骼拉长了，人长高了。因此，所谓的"骨骼拉长"，倒不如说是骨骼被压长了。经常做一些下肢运动，刺激腿部骨骼，除了有利于提高运动能力，还能让骨骼得到足够多的长高信号。并且，研究表明人在大量活动后，身体的生长激素分泌会更加旺盛，能促进人体内营养物质的合成和骨骼的成长。因此，适当强度的运动，对长高有着十分积极的意义！

（5）心情：身高的增长十分依赖于身体某些激素的水平，而激素的分泌除了受到营养状态和运动强度的影响，还会因为心情而发生变化。大家常常会看到长期处于过度焦虑、抑郁、紧张的人会出现痤疮、皮肤晦暗、月经紊乱、血糖异常等问题，这说明心情的好坏对内分泌有着很大的影响。如果孩子在成长发育阶段，长期处于压抑的恶劣环境中，那么垂体分泌生长激素的水平会大大降低，导致他们无法长高。因此，愉快的心情也是长高的重要助力。

（6）其他因素：缺乏生长激素、缺乏甲状腺激素、缺乏胰岛素生长因子、某些遗传代谢疾病、慢性疾病（哮喘、腺样体肥大、免疫功能低下）、早产儿、低出生体重儿等都是身高过低的危险因素。

2．身高过高　前面已经提到过，人的身高发育具有一定的规律，每一个阶段都有一个变化范围，偏离范围太多，就要考虑是否存在异常。因此，身高值或身高增长速度比标准值低太多是异常的；身高值或者身高增长速度比标准值高太多，也有可能存在问题。导致孩子身高过高的原因大致可以分为以下几类。

（1）遗传因素：前面已经提到过，父母的身高对自己子女的影响高达70%～80%，因此如果父母身高均很高，那么他们的孩子大部分也会比较高。曾经有一个婴儿在门诊体检，母亲身高180 cm，父亲190 cm，他们的孩子仅仅8个月，身长已经超过了1岁的孩子，这种情况大多是正常的。

当然，这里也需要明确一个问题，影响身高的20%～30%的非遗传因素在此处也是有作用的，父母都很高的孩子，也有可能长不高甚至偏矮。

（2）营养、睡眠、运动、心情：对于营养得当、睡眠规律、积极运动、心情舒畅的孩子，长高的潜能会被最大化地激发出来，许多孩子会远远超过父母的遗传靶身高。

（3）其他因素：垂体瘤导致的巨人症、性早熟等均是病态的身高过高，需要及时于专业儿童内分泌科就诊。

3．身高评价　影响身高的因素有遗传、营养、睡眠、运动、心情、某些疾病等，在日常生活中，家长朋友们一定要定期为孩子测量身高（长），并且详细记录下准确的数值，长期进行观察，这样才能够尽早发现偏离的情况。

对于身高在两个标准差以内（即 -2SD 至 +2SD 之间）的孩子，家长仍然要注意定期监测好孩子的身高数值。因为人的身高是一个动态变化的过程，有可能在某一个时间段突然出现长得过快或过慢，如果能及时发现，就可以尽早分析原因，尽早干预。

大家可通过表 3-1-1 对孩子出生后前 3 年的身高（长）发育有一个大概的了解。

表3-1-1　出生后前3年儿童的高（长）发育情况

年龄	身高（长）增长速度
0～1岁	25 厘米 / 年（其中生后的前 3 个月的身长增长长度大致等于后 9 个月的增长长度）
1～2岁	10～12 厘米 / 年
2～3岁	7～8 厘米 / 年

（三）体重发育偏离

体重发育偏离可分为体重过小和体重过大两类。

1．体重过小　有的家长认为体重过小或者增长过慢就是营养不良，事实上这种说法并不全面。与身高一样，影响体重和体重变化速度的因素也非常多。

（1）出生体重过小：有的小婴儿，出生时体重就特别小，如早产儿（孕周不满 37 周）或低出生体重儿（出生体重低于 2500 g）。这类孩子在出生时就已经落后于正常出生体重婴儿一大截，那么日后即使体重增长速度正常，也容易出现体重偏低甚至过低的问题。

举个例子，把两个孩子比喻成两辆汽车，在开始启动行驶的那一刻，低出生体重的孩子就已经在正常出生体重孩子的后面，之后就算他们俩开得一样快，也总会差出那一段距离。落后的车辆只有开得更快，才能慢慢追上来，甚至超出。这种加速追上来的现象，称为追赶生长。想要让低出生体重的孩子追赶生长，那就要在孩子出生后进行科学合理的喂养和促进工作。

（2）营养不良：儿童和成人的身体发育情况大不相同，成人各个器官都已经发育成熟，就像一栋已经竣工的大楼，之后会有内部的装修或者定期的加固、维护，但大体的样子不会有很大的变化；而儿童的各个身体器官在刚出生时都没有发育到完全成熟，如同一块收拾好的平地，需要打地基、添砖加瓦才能盖起高楼大厦。这个从无到有的过程需要大量的"建筑材料"才能完成，这些建筑材料，就是儿童每日摄入的营养物质。体重过低或者体重增长速度过慢，可能意味着他们在近期存在"建筑材料"不足的状况，身体各个器官组织没有充足的营养可用，导致了体重不理想，简单地说就是营养摄入不足。这一方面是由于营养供给不足这种情况已经比较少见没有引起家长或医生的重视；另一方面是由于没有养成良好的饮食习惯和饮食规律。

1岁以内的儿童的摄入基本以奶为主，在生命最初1000天，奶都是儿童营养里的不可替代的角色。保证儿童奶量的摄入是其健康成长的关键，2岁的儿童每日奶摄入量需要达到500 ml，年幼的儿童需要量更多。

（3）疾病因素：体重和身高不同，它是一个很敏感的体格发育指标，不良因素对体重的负面影响比对身高更快、更明显。如近一两天孩子感冒发热，一个星期病愈，这种情况对身高的影响微乎其微，但是体重增长却往往会出现明显的缓慢甚至停滞、倒退。因此，如果孩子出现了呼吸道感染、腹泻等急性病，那么在病程中，可能会出现体重增长缓慢、停滞甚至是下降。某些慢性病，如哮喘、慢性腹泻、贫血、一些先天性遗传代谢疾病等都可以导致体重增长缓慢。

2. 体重过高 随着生活水平的提高，营养不良所导致的低体重已经越来越少，而体重过高的儿童越来越多。导致儿童体重过高的原因大致分为以下几类。

（1）出生体重高：在"体重过低"部分已经提到过，如果一个婴儿出生时，体重低于正常值过多，那么就算之后的生长速度和其他儿童一样，也很容易出现体重低下。同理，如果儿童出生时就很重，甚至是巨大儿（出生体重在 4.0 kg 以上的儿童），那么即便体重增长速度正常，也有可能体重值长期处于较高的水平。

（2）营养摄入过多：在"体重过低"部分已经提到过，营养物质相当于"建筑材料"，身体相当于大楼，材料不足，大楼就盖不起来。但如果材料过多，超出了身体的需要，那么身体就会把这些多余的材料，放进仓库里存起来，这些仓库，叫做脂肪细胞。脂肪细胞分布非常广泛，腹部与四肢的皮肤下面、各个器官上都有它们的踪影。适量的脂肪细胞有保暖、减少冲击力、消除器官间摩擦等效果，但如果脂肪细胞过多，人就会变得肥胖。

对于儿童尤其是幼儿期的肥胖，很多家长都容易忽视，认为"胖乎乎"的挺好，但他们没有意识到，过多营养元素的摄入，使得儿童在幼儿期或学龄前期体重仍然以远超正常的速度增长，最终成为肥胖的儿童。肥胖是世界性难题，它可以使高血压、糖尿病、高脂血症、脂肪肝等疾病发生的概率大大增加，严重影响了人类的健康和生活质量。而幼儿期出现的肥胖，如果不加以有效的控制，那么极容易形成成年期的肥胖，这种"从小到大"的肥胖，更加顽固，更加难以控制，后果往往也更严重。

控制这种营养过多导致的肥胖，除了要加强体育锻炼，还必须要管住嘴巴。糖类（主食、糖果、高甜度水果以及其他甜食都属于糖类）是身体最主要的"建筑材料"之一，它也是体内大量脂肪的来源。所以，控制好主食和糖类，均衡蔬菜、肉类等饮食，十分重要。注意，在"体格发育规律"一节已经提过，人类在出生后的第一年，体重增长非常快，而这期间，恰恰也是婴儿体脂比例增加最快的时候。整个孩子会显得"胖乎乎"的很可爱，即大家所说的"婴儿肥"。这个时候的胖，大多是正常的，满1周岁以后，孩子的体型才慢慢出现"瘦高个"的状态。

（3）运动：运动，可以让那些本该"进仓库"的多余的建筑材料变成能量消耗掉，甚至可以把"仓库里"的存货也带走，是保持体型、预防和改善肥胖最重要的手段之一。然而，近些年来由于电子产品的普及、课业负担的加重，孩子们原本就不多的运动时间，都花在了电脑、手机、作业上面，体育锻炼的时间大大减少，"仓库"里面的东西越堆越多，最终导致了肥胖。

（4）遗传因素：有研究表明，肥胖是存在家族史的，孩子的肥胖有可能和父亲一方或母亲一方成员的肥胖有关，这类肥胖更加顽固、不容易控制，如果在喂养上仍不注意，那么就更容易发生肥胖问题。

（5）疾病因素：糖皮质激素摄入过多、时间过长可导致身体脂肪堆积，一些内分泌系统的疾病也可以导致肥胖，但是这类儿童的肥胖往往体态上有些异常，需要专业内分泌科医生检查后才能确诊。

3．体重评价　儿童的体重变化比身高变化更快，受各方面因素影响也更明显，营养、运动、遗传和疾病因素均可以导致体重过大或体重增速过快，出现肥胖等问题。由于肥胖的危害极大，所以家长们必须对肥胖问题重视起来，积极寻找原因，科学合理地控制体重。

另外必须要提醒各位家长朋友，体重的判断确实也可以用前文所说过的"标准差法"和"百分位法"来判断，但是体重与身高有极为密切的关系，所以绝对不能仅仅从年龄上来判断体重是否正常，而是要结合身高一起判断。例如，某个孩子的体重是 +1SD，但是身高却是 +2SD 以上，那么他就不能称为偏胖，而是偏瘦。

大家可通过表 3-1-2 对孩子出生后前 3 年的体重发育有一个大概的了解。

表3-1-2　出生后前3年儿童的体重发育情况

年龄	体重增长速度
0 ~ 1 岁	约 7 千克 / 年（其中生后的前 3 个月体重可以增加 3 kg 左右，之后逐渐变慢）
1 ~ 2 岁	约 2.5 千克 / 年
2 ~ 3 岁	约 2 千克 / 年

第二节　神经心理行为发育监测

一、不同时期儿童神经心理发育特点

（一）动作的发展

儿童出生后从先天的条件反射到形成复杂的动作技能的发展过程，并不是杂乱无序的，而是有着严密的细胞内在规律。在个体发展的早期阶段，心理发展的水平更多地是通过其动作表现反映出来，动作与心理发展之间存在着某种相互作用。动作及其技能的发展，对儿童智力发展和个性形成有重要作用。

1．动作发展的规律

（1）体动作到分化动作。婴儿最初是全身性的、笼统的、散漫的，以后才逐渐分化为局部的、准确的、专门化的动作。

（2）从上部动作到下部动作。婴儿早期的动作先是与头部有关的，其次是躯干动作，最后才是脚的动作。任何一个婴儿的动作发展总是沿着抬头 - 翻身 - 坐 - 爬 - 站 - 行走的步骤成熟的。

（3）从大肌肉动作到小肌肉动作。婴儿首先发展的是躯体大肌肉动作，如双臂和脚部动作等，以后才是灵巧的手部小肌肉动作，以及准确的视觉动作等。

（4）从中央部分的动作到边缘部分的动作。婴儿从身体中部开始发展动作，越接近躯干的部分，动作发展越早，而远离身体中心的肢端动作发展较迟。

2．动作发展的顺序

（1）大运动发展：大运动指姿势或全身的活动，是头颈部、躯干和四肢幅度较大的运动，发育顺序是从头到脚的方向，如抬头 - 翻身 - 坐 - 爬 - 站 - 走 - 跑 - 跳跃等。

①抬头：新生儿俯卧时能勉强抬头 1 min 左右，3 个月时抬头较稳，4 个月时则能俯卧抬胸。②翻身：2 ～ 3 个月的婴儿可以从仰卧位翻至卧位，4 ～ 5 个月时则能完全翻身至俯卧位，6 个月时又能从俯卧翻转至仰卧位。③坐：6 ～ 7 个月时婴儿会独坐，8 个月独坐时能自动向左右转身。④爬：婴儿 2 个月俯卧时能交替踢腿，3 ～ 4 个月时能用肘支撑数分钟，6 个月时以腹部为中心转圈，7 ～ 8 个月时用手支撑腹部使身体离开床面，9 ～ 10 个月时能用手和膝盖着地爬行，12 ～ 15 个月时能爬越障碍物或爬上台阶。⑤站立和行走：婴儿 5 ～ 6 个月时双下肢可负重，并能扶着在成人怀中跳跃；8 个月时背、臀、腿能伸直，扶着能站立；9 个月时会自行扶栏站立；10 ～ 11 个月扶栏杆时能抬起一只脚，此时牵着两只手还能向前走；12 ～ 15 个月时能独立行走；1 岁半时能倒退走；2 岁时能跑，但动作欠协调。⑥上下楼梯和跳：1 岁半时牵手能上台阶，2 岁时能自己扶着栏杆上下楼梯，3 岁时能一步一级上楼梯，3 岁半时能下楼梯。2 岁开始能原地双足并拢跳，3 岁时能跳远。

（2）精细动作发展：精细动作是指手和手指的运动及手眼协调

操作物体的能力。发展进程如下：1个月时两手握拳，手指碰到玩具时握得更紧；2个月时两手常张开，眼睛追随移动的人或物体；3～4个月时手张开，4个月时伸手取玩具，并能将玩具在手中留置较长时间。5～6个月时伸手用整个手掌抓取物体，6个月时灵巧而直接地抓起积木，寻找掉落的玩具；7个月时双手能使积木在中线相碰；8个月时拇指、示指能对指捏取小物品，是智力发育的里程碑；9～10个月时能够捏起小糖丸；1岁时能翻开书页，恰当地握持画笔。1岁半时能用方木搭四层塔，握笔涂写；2岁时能模仿画垂直线和水平线，搭八层塔，正确使用勺子；2岁半时能折纸，穿短裤和便鞋；3岁时能穿珠子，系纽扣，临摹"〇"和"十"字。

（二）言语的发展

语言是人和其他动物相互区别的主要标志之一，是人类相互交流的工具，也是人类所特有的心理活动。它是表达思维和意识的心理过程，涉及认知、感觉运动、心理、情感和环境，是婴幼儿全面发展的标志。根据婴儿语言发展的规律，分为单音节阶段（0～4个月）、多音节阶段（4～10个月）和学话萌芽阶段（10～13个月）。

婴儿最初的2～3个月发音为单音节，都是元音，如"a""o""e"等。到3～4个月，婴儿开始发出辅音，且能把元音和辅音结合起来，如"ha""kou"。4～7个月婴儿咿呀学语，是连续音节阶段。8～9个月时，婴儿能听懂成人的一些话，并作出相应的反应，语言和动作会联系。约11个月时婴儿真正开始理解词的意义。婴儿1岁左右开始说单词，讲出理解的词，这标志着言语的发生进入了语言发展期。

1岁至1岁半时婴儿在语言方面的发展主要是对语言的理解，他可以听懂一些词和句子，也能说出少量词，一般是单词句。2岁说简单句，1岁半至3岁，是儿童积极言语活动、表达能力发展的阶段，语言结构更加复杂化。从单词句到双词句，不仅句子的字数增加了，句子结构也在完善。3岁时儿童的词汇量已达1000个左右，开始掌握最基本的语言。

（三）感知觉的发展

感觉是大脑对直接作用于感官刺激物的个别属性的反映，知觉是大脑对直接作用于感觉器官事物的整体反映，是个体选择、组织，并解释感觉信息的过程。感知觉是儿童认识世界和自我的重要手段，记忆、思维、想象等心理活动都是直接或间接地在感知觉的基础上产生和发展起来的，是婴幼儿对外界刺激的分析和综合能力。

新生儿一出生就有视觉能力，并有对声音的定向力，会向声音发生的方向转眼或转头。新生儿出生后就有很好的触觉、味觉和嗅觉能力，有冷热、疼痛的感觉，表现出偏好甜的物品，对于咸、酸、苦的物品则表现出不愉快的表情。知觉发生较晚，婴儿在3个月时产生物体整体性知觉，4～5个月才出现明显的知觉活动，视觉和运动觉协同发展时出现的手眼协调运动是最明显的表现。6个月的婴儿已有深度知觉，空间知觉、距离知觉等也逐渐发展起来。2～3岁时儿童的感知觉发展迅速，能辨别几种基本的颜色，如黄、红、蓝、绿，也能辨别物体的上下、远近。3岁时时间知觉也开始清晰起来，能正确运用早上、晚上的概念。

（四）记忆的发展

记忆是婴儿心理活动在时间上得以延续的根本保证，是经验积累的重要前提。第一个条件反射（哺乳姿势）出现是记忆产生的标志，发生在出生后10天左右。在2～3个月时，当婴儿注意的物体从视野中消失时，他能用眼睛去寻找，这时他已有短时记忆。5～6个月的婴儿可以认妈妈，把她与陌生人区别开。婴儿的记忆，以无意识记忆为主。2岁之前，最容易记住的是那些印象强烈或带情绪色彩的事情。2岁之后孩子的有意识记忆开始萌芽，它和言语的发展、词汇的扩大直接相联系。这一时期孩子可以记住一些歌谣与故事，能够再认相隔几十天或几个月的事物。

（五）思维的发展

思维是人脑对客观事物概括的间接反映，也是客观事物的本质和规律的反映。它以感知觉、表象、言语等为基础。人类思维可按顺序划分为直觉行动思维、具体形象思维和抽象思维三种。

新生儿刚出生时，是没有思维的，只有一些无条件的反射。出生后的前半年，主要是感觉和知觉的发展期。大约出生后的第二年，婴儿出现初步的概括能力，即能以相同的行为来反应相类似的情景，也能以间接手段来达到目的，这代表他获得了直觉行动思维。儿童的思维与感知觉和行动密切相联系。儿童只能在感知行动中思维，反映自己动作所能触及的具体事物，而不能在感知和动作之外思考，更不能计划自己的动作，预见动作的后果。例如，儿童玩布娃娃的游戏，给它喂水、擦嘴，如果布娃娃被拿走了，游戏也结束了。直觉行动思维在幼儿时期最突出。随着学龄前儿童生活范围的扩大、接触事物增多、语言的丰富，他们的思维水平逐步发展起来，具体形象思维成为主要的思维方式。

（六）情绪的发展

情绪是人们在感知事物时对客观事物的主观态度，有喜、怒、哀、乐、爱、憎等情绪的表现形式。婴儿的哭表示躯体的饥饿、寒冷，需要成人的注意与照顾；微笑反映舒适、愉快，希望吸引成人的关注和抚爱。情绪反应是儿童适应生存、人际交往的重要工具。

新生儿出生后就有情绪，它是先天的、与生俱来的。新生儿哭、安静、四肢舞动，都是情绪反应的表现。新生儿已有积极的、愉快的情绪与消极的、不愉快的情绪。2月龄的婴儿吃饱后就会微笑；3～4月龄的婴儿开始出现愤怒、悲伤的情绪；6～7个月开始表现认生情绪，对陌生人惧怕，并产生对照料者的依恋；1岁的婴儿产生了一种对人的最简单的同情感，1岁半开始出现羞愧、骄傲、内疚等情绪，2～3岁的儿童产生了简单的道德感、理智感、美感，情绪体验已相当丰富，但他们的情绪常常强烈而缺少控制。

（七）个性的发展

婴儿一出生就显示出种种个体差异，每个儿童正是在带着自己特有的气质特点与父母、周围环境交互作用的过程中，逐渐形成个性。个性指一个人整体的精神面貌，即具有一定倾向性的各种心理特征的总和。它是一个复杂的、多层次的动力结构系统，包括一个人的气质、性格、能力、自我意识等。

儿童在1岁左右学会了走路，逐步认识到自己的动作，可以把自己与别的物体区分开来，认识了自己的存在，这就是最初的自我意识。随着言语的发展，儿童开始用"我"称呼自己，自我意识的发展进入了一个新的阶段。儿童把自己当作一个主体的人来认识，他们逐步学会了评价自己。3岁前儿童的活动几乎完全是依赖于外界环境的影响，随着外界环境的改变而改变。3岁左右，幼儿的独立性开始发展，他们不再按照成人的指令来行动，而是开始渴望像成人一样独立行动，想到什么就做什么，不考虑后果。表现为不听话、执拗、顶撞，常常要"自己来"。幼儿的独立性发展，还表现为行为的模仿性。模仿是幼儿行为的显著特点，他们经常模仿父母、老师、小朋友以及影视作品中的人物，更喜欢模仿他们尊敬和喜爱的人物的言行。父母要善于利用、引导幼儿的模仿性，注意以身作则、树立良好的榜样，让幼儿在模仿中学习。

（八）社会性与生活技能的发展

1. 社会性的发展　新生儿从一出生就既是一个生物的人，又是一个社会的人，处于各种社会关系的包围之中，与各方面的人发生着联系。在不断交往活动中，孩子会吸收各种文化知识，发展自己的语言、交往经验、人际关系、社会行为等。儿童的社会性是在社会性过程中形成的。个人-社交能力指社会交往、适应外界要求的能力。懂得社会常识，是婴幼儿对现实社会文化的个人反应。

1岁前的婴儿由于缺乏独立生活的能力，需要父母和其他成人的照料，所以，他们的社交活动限于母子、父子之间，或与家族外的人接触。而且，与母亲的交往占据了最重要的地位，是母亲给婴儿喂食、换尿布、照顾他的饮食起居、陪他游戏。婴儿最初的人际交往以情感性行为表现为主要手段，愉快的时候微笑、手舞足蹈，不适、饥饿、寂寞的时候则啼哭。1 岁之后，儿童的语言能力发展，能够独立行走，与同伴的接触日益增多。游戏是儿童交往的媒介，在这种平等、合作的游戏活动中，儿童可获得许多社会交往的本领。同伴交往有与成人交往无法替代的作用和重要性。儿童与同伴的活动在生活中所占比例不断增长，大部分的儿童喜欢与同伴一起玩，而且玩伴也随年龄增长而增多。游戏已从平行性游戏转向合作性游戏，儿童已认识到男女性别行为的差异。

2. 生活技能的发展　生活技能是自己料理生活的能力，是每个健康的人所必须具备的生产和发展最基本的能力。婴幼儿生活技能仅限于饮食、大小便、穿着等方面，随着年龄的增长，生活技能多样化发展，表现在生活的各个方面。儿童生活技能发展的进程如下：2 个月时能微笑，面部有表情，眼随物体转动；4 个月时能伸手抓面前的物体；6 个月时能分辨熟人和陌生人；8 个月时能握饼干吃；10 个月时能模仿成人的动作，如拍手、招手，能抱奶瓶喝；1 岁时时穿衣服配合，能说出物品的名称、用杯喝水；2 岁时会表示大小便，懂命令，会用勺子吃饭；3 岁能说自己的姓名，会洗手、洗脸、穿脱简单衣服。

二、儿童神经心理发育偏离预警

（一）儿童发育异常早期识别与家庭监测

1. 常见异常信号　发育异常儿的早期症状可以从新生儿期到婴幼儿期。对婴幼儿出现以下异常表现应引起高度重视。

（1）护理婴儿时手脚经常"打挺"，好像"很有力"；活动时感到有阻力或很软如"布娃娃"。

（2）满月后头老往后仰，扶坐时竖不起头，不能注视人脸或物体。

（3）3 个月不能抬头，逗不会笑，不会发音。

（4）4 个月手仍紧握拳不松开，拇指紧贴手掌。

（5）5 个月俯卧位时，前臂不能支撑身体。

（6）6 个月扶立时尖足，足跟不能落地，不会伸手抓物。

（7）7 个月不会发"ba""ma"音。

（8）8 个月不能独坐。

（9）头和手频繁抖动。

（10）整日哭闹或过分安静，喂养困难。

2．预警征筛查　2013 年我国专家编制了中国儿童心理行为发育问题预警征象，家长可以简便、易行地对孩子心理行为发育问题进行监测。儿童如果达到以下生理年龄，但不能完成相应能力，说明儿童发育迟缓，应高度重视，带其到专科门诊及早诊治（表 3-2-1）。

表3-2-1　儿童心理行为发育问题预警征象

年龄	预警征象
3 月龄	对很大声音没有反应
	不注视人脸，不追视移动人或物品
	逗引时不发音或不会笑
	俯卧时不会抬头
6 月龄	发音少，不会笑出声
	紧握拳不松开
	不会伸手及抓物
	不能扶坐
8 月龄	听到声音无应答
	不会区分陌生人和熟人
	不会双手传递玩具
	不会独坐

年龄	预警征象
12 月龄	不会挥手表示"再见"或拍手表示"欢迎" 呼唤名字无反应 不会用拇指、示指对捏小物品 不会扶物站立
18 月龄	不会有意识叫"爸爸"或"妈妈" 不会按要求指人或物 不会独走 与人无目光对视
2 岁	无有意义的语言 不会扶栏上楼梯 / 台阶 不会跑 不会用匙吃饭
2 岁半	兴趣单一、刻板 不会说 2 ～ 3 个字的短语 不会示意大小便 走路经常跌倒
3 岁	不会双脚跳 不会模仿画圆 不能与其他儿童交流、游戏 不会说自己的名字

（三）专业人员检查方法

1．视听觉检查　在婴儿清醒状态下进行。

（1）视反应检查：婴儿仰卧，保持头正中位。用直径 10 cm 的红球，在距婴儿眼前 20 cm 处轻轻晃动引起婴儿注视。然后慢慢向左、右弧度移动，观察婴儿眼球与头部跟随红球转动情况。

正常：1月龄的婴儿眼球能追视90°（左、右各45°）；2～3月龄的婴儿追视超过90°；3～4个月婴儿追视并转头180°（左、右各90°）。

异常：不能注视或追视，转头范围小。

（2）听反应检查：婴儿仰卧位，保持头正中位。用内装20粒干玉米粒的硬塑料盒（在摇动时可发出高声调的"格格"声）在婴儿视线外，距左或右耳10 cm处连续有节奏地摇动发声，观察婴儿反应。

正常：1～3月龄的婴儿听声音有反应（如瞬目、皱眉、转头），4月龄的婴儿头能转向声音一侧。

异常：对声音无反应，4月龄以上的婴儿头不能转向声源。

（3）人脸反应检查：检查者用左手托住婴儿头颈部后部，保持头正中位，使其呈半卧位，检查者在距婴儿脸前20 cm处发出柔和的声音（如"来-来"），吸引婴儿注视。后检查者分别向左、右移动头部，观察孩子眼球和头部情况，这是视和听的综合反映。

正常：1月龄的婴儿眼球能追视90°（左、右各45°）；2～3月龄的婴儿追视大于90°；4月龄以上的婴儿追视并转头180°（左、右各90°）。

异常：不能注视人脸或追视，转头范围小。

2．拉起抬头检查　婴儿仰卧，保持头正中位，检查者扶持孩子两侧前臂或上臂慢慢拉起婴儿至45°，观察抬头情况，再拉至坐位观察竖头情况。

正常：0～1月龄的婴儿被拉起时头后垂，坐位时能竖头5 s；2～3个月婴儿被拉起时头轻微后垂，可竖头15 s以上；4月龄的婴儿被拉起时头与躯干呈直线抬起，竖头稳，可左右转头看。

异常：0～1月龄的婴儿不能竖头；2～4月龄的婴儿拉起时头背屈，竖头不稳。

3．俯卧位抬头和手支撑检查　婴儿置俯卧位，在头前上方用玩具引逗，观察婴儿抬头和手支撑情况。

正常：0～1月龄的婴儿头转向一侧；2月龄的婴儿能抬头片刻，下巴离床；3月龄的婴儿抬头超过45°，肘支撑，胸部离开床面；4月龄的婴儿抬头90°，手支撑，能左右转头。

异常：2～3月龄的婴儿不能抬头；3～4月龄的婴儿抬头不稳，不能肘支撑使胸部离开床面。

4．肌张力检查　肌张力是指在安静状态下，被动活动肢体时所感觉到的阻力，可通过被动的屈曲、伸展、旋前、旋后肢体来了解肌张力情况。正常肌张力是在活动肢体时没有阻力突然增高或降低的感觉。

肌张力异常有以下3种类型。

（1）张力增高：活动肢体时，高于正常休息状态下的肌肉张力。

（2）张力降低：活动肢体时，低于正常休息状态下的肌肉张力。

（3）张力障碍：肌肉张力紊乱，或高或低，无规律地交替出现。

婴儿的肌张力有一个发育过程，新生儿时期肌张力高，之后随着月龄的增长，肌张力逐渐减低而转为正常。婴儿脑损伤时肌张力异常在生后的2～3个月内可不太明显，之后会慢慢地出现肌张力增高或降低的异常表现。

5．异常姿势检查　由于肌张力异常或原始反射持续存在，患儿会出现一些异常姿势，常见的异常姿势有以下几种。

（1）持续头背屈：仰卧位拉起或抱起婴儿时头明显背屈。

（2）4个月后手仍紧握拳或拇指内收。

（3）两上肢硬性后伸。

（4）下肢硬性内收、交叉。

（5）角弓反张：头背屈，上肢硬性后伸，下肢硬性伸展。

（6）尖足：6个月后，扶孩子腋下直立位时，两足尖着地，足跟不能落地，同时伴有足背屈角增大或肌张力增高者为异常，但须排除姿势性尖足（足背屈＜70°，肌张力正常者）。

三、儿童常见行为问题及防治保健措施

（一）小婴儿过度哭吵

小婴儿过度哭吵是指刚出生不久的新生儿，一天中发作性的激惹或哭吵总计3 h以上，一周3天以上，持续3周以上，除此之外孩子食欲好。饥饿性哭吵是生长发育的正常现象。

1．发生原因　目前小婴儿过度哭吵的原因不明确，但一般认为它是由多种因素引起的。可能的原因大致分为非胃肠因素和胃肠因素两类。

（1）非胃肠因素：孩子的神经发育状况、社会心理因素等与小婴儿过度哭吵的发生有关系。此外，低出生体重也与过度哭吵有关。

（2）胃肠因素：暂时的乳糖不耐受，促胃动素类的胃肠激素导致胃肠蠕动增强，乳酸杆菌不足等引起腹胀、腹痛都可能是发病原因之一。

2．主要表现及特点　症状可从出后第一周开始，患儿表现为强烈的，一次持续数小时的，经常发生在午后、傍晚的哭吵，同时伴有骚动、极度不安、烦躁。该症状可持续至生后3 ~ 4个月。

3．防治与保健措施

（1）为孩子家长提供心理支持：应在排除病理性哭吵的基础上，评估孩子过度哭吵的特点，帮助家长分析孩子过度哭吵的原因、找出哭吵的规律、掌握有效的应对方式，使父母与婴儿之间和谐地相互作用，减少哭吵发生的频率。

（2）有效的应对方式：应避免对过度哭吵的孩子给予过度的照顾，或在不适当的时候给予照顾，而是检查尿布是否湿了，是否过

冷、过热，并给予相应的处理。此外用安慰奶嘴、用奶瓶喂热水等方法可能对孩子哭吵有缓解作用。

（3）合理喂养：对于 6 个月以内的婴儿，母乳喂养是主要的保护性措施，要坚持母乳喂养；对于人工喂养的孩子，尽量不要改变喂养方式，必要时采用由专科医师提供的配方奶喂养婴儿。

（4）药物治疗：如果孩子过度哭吵发生频率高，应到医院进行诊治，必须在专科医师的指导下谨慎用药。

（二）屏气发作

屏气发作是发作性呼吸暂停的一种异常行为，常于情感异常变化时出现，如发怒、悲伤、恐惧、疼痛、用力叫喊等。屏气发作是婴幼儿时期较多见的发作性精神症，最多见于 6 ～ 24 个月的婴幼儿。

1．发生原因

（1）生活环境与教养方式：家庭环境的紧张因素是引发孩子屏气发作的重要诱因。家庭成员之间关系不和谐、父母对孩子教养方式意见不统一、父母与孩子的情感交流不足等均易使孩子形成不良的紧张应对行为。父母对孩子过度溺爱或经常训斥也会使孩子形成不良的性格特征，在遇到情绪刺激时易发生屏气发作。

（2）心理特征方面的原因：屏气发作的儿童多呈现消极的气质特征，如胆怯、内向、情绪易波动等。

（3）微量元素缺乏：近年来的研究表明，儿童体内微量元素不足可能是屏气发作的因素之一。尤其是铁、钙和锌的缺乏或严重缺乏时，可以导致部分儿童屏气发作的发生。

2．主要表现　患儿遇到恐惧、痛哭、发怒、挫折等不良刺激之后，即出现急剧情感暴发、哭叫及过度换气，继之屏气、呼吸停止、口唇发紫及四肢强直。严重者出现意识丧失、全身强直、角弓反张、四肢肌肉阵挛性抽动。全过程为 1 min 左右，重者持续 2 ～ 3 min，然后全身肌肉放松，呼吸及神志恢复。部分患儿发作过后可有短暂发呆，亦有患儿立即入睡。屏气发作的次数不定，严重者一天数次。随着年龄的增长，发作次数逐渐减少，5～6岁之后，上述症状自行缓解。

3．防治与保健措施　屏气发作的孩子虽然智力正常，但如果频繁发作，则会使大脑处于长期缺氧状态，久之会影响其智力的发育。因此，应给予足够的重视。

（1）发作时的处理：婴幼儿屏气发作时家长不必惊慌，最好将患儿平放于床上，解开衣领扣，保持其呼吸道通畅。可用手指按掐孩子的人中（鼻孔和上嘴唇之间正中）、印堂（两眉之间正中）、合谷（两手掌虎口处）等穴位，使其尽快恢复；切忌将孩子紧紧搂抱强屈成团，特别是不要搂住孩子的脖子，以免造成窒息。

（2）对症处理：如发作频繁、出现抽搐、持续时间较长时，应给予氧气吸入，还可使用镇静剂止惊，以减少对孩子脑组织的损害。由缺锌等微量元素所致的屏气发作者，可遵医嘱给予相应微量元素治疗。

（3）预防发作：关键在于正确教育孩子和避免引起孩子精神紧张的各种因素，协调家庭关系，创造宽松环境。对孩子既不溺爱，也不能过于训斥，对其缺点要耐心教育。此外，应向家长说明本病发生的原因，减少他们的焦虑心情和情感冲突。

（三）儿童擦腿综合征

儿童擦腿综合征，又称习惯性会阴部摩擦。此征男孩及女孩均可发生，但以女孩多见。

1．发生原因

（1）局部疾病：如湿疹、蛲虫等引起局部发痒，搔抓后发展成习惯性动作。

（2）心因性原因：不良的教养环境、情绪矛盾所致。

2．主要表现　婴幼儿有时会摩擦自己的外生殖器，多在入睡前、睡醒后或在独自玩耍时发生，可表现为双腿交叉、上下移动摩擦，有时可依床角、墙角或骑跨栏杆进行摩擦。

3．防治与保健措施

（1）注意会阴部清洁卫生，每日清洁，尽早穿封裆裤以保护会阴部皮肤、预防感染。及时治疗局部疾病，祛除引起局部不适的原因。

（2）睡前引导孩子进行适当的运动，睡觉时，可以握着孩子的手，或者抚摸孩子直至其睡熟再离开。减少孩子在床上觉醒的时间，睡醒后立即穿衣起床避免发作。

（3）发作时切忌责怪、打骂、羞辱、讽刺孩子，以免加重其心理负担。应分散孩子注意力，给予其更多的关心和爱护。

（4）平时应鼓励孩子多参加各种游戏和活动，使其保持轻松愉快的情绪。

（5）衣裤、被褥不可太厚、太紧。

第三节　健康检查方法

一、产前检查

孕期医学检查是生殖健康服务的项目之一，是对生命负责、有效预防遗传性疾病的传播、避免环境中有害因素对生殖细胞及其功能的损害、降低出生缺陷、全面提高出生人口素质的重要措施。

（一）遗传咨询

对于准爸爸、准妈妈或者双方的家族中有不良孕产史和遗传疾病的家庭，可与专业医生进行商讨，医生会根据家庭的遗传病史，提出专业的建议。遗传咨询是在家庭范围内预防遗传病患儿最有效的措施。

（二）胎儿医学筛查

1．影像学筛查

（1）超声检查：超声是一种无创、无痛、无辐射的检查，它能够显示出胎儿的形状、位置和活动情况。

（2）磁共振检查：磁共振也是一种无创无辐射的检查，应用于活体胎儿生长发育的评判及胎儿先天性发育畸形的筛查，对胎儿解剖结构的显示更胜于超声。

2．孕妇血清学筛查　检查孕妈妈的血液，可以筛查一些常见的先天异常，如神经管缺陷、21- 三体综合征等等。另外，由于孕妇身体内的血糖浓度、血红蛋白、甲状腺激素等均会对胎儿产生影响，故对孕妈妈血液中的血糖、甲状腺激素水平、血红蛋白浓度的检查，也是十分重要的。

二、新生儿疾病筛查

（一）新生儿足跟血遗传代谢病检查

婴儿出生后，在充分喂母乳 72 h 后，需要采足跟部的血进行检查，这就是要检查他们是否存在先天性遗传代谢疾病。

先天性遗传代谢疾病听起来复杂，其实很容易解释。人体内有不计其数的化学反应，这些反应大多在一种叫做"酶"的物质催化下才能完成。而得了这种病的孩子，身体里天生就缺少某种酶，导致这个化学反应无法完成。我国目前已经对两种先天性遗传代谢疾病进行了免费的筛查，即苯丙酮尿症和先天性甲状腺功能减退。这两种病有一个共同的特点：对孩子的智力损害比较大，但可以治疗，而且越早治疗损失越小。因此，足跟血的筛查极为重要，一定要倍加重视。

（二）新生儿耳聋基因检测

新生儿耳聋基因筛查同样采用足跟血对孩子的 DNA 进行检测，使用基因芯片筛查与耳聋相关的常见基因突变位点，可以早期发现先天性听力损失及迟发性耳聋的患儿。北京市耳聋基因检测的位点是：与氨基糖苷类药物引起的药物性耳聋关系密切的线粒体 DNA *A1555G*、与先天性聋有着密切关系的 *GJB2* 基因、可以导致大前庭水管综合征的 *PDS* 基因及 *GJB3* 基因，这四种基因引起的耳聋约占整个遗传性耳聋的 80%。耳聋基因检测除了可以发现听力损失儿童外，还可以发现迟发型耳聋儿童，如药物性耳聋。通过指导用药可以避免或延迟耳聋的发生，从而预防听力残疾的出现。

（三）新生儿听力筛查

新生儿听力筛查是通过耳声发射、自动听性脑干反应和声阻抗等电生理学检测，在新生儿出生后自然睡眠或安静的状态下进行的客观、快速和无创的检查。新生儿听力筛查的时间分为初步筛查（初筛），即新生儿生后 3 ~ 5 天住院期间的听力筛查；第 2 次筛查（复筛），即出生 42 天内的婴儿来通过初筛或初筛可疑者，需要进行听力复筛。对于听力损失高危的儿童如重症监护病房的患儿或者有听力损失家族史的儿童等，还需要同时进行耳声发射和自动听性脑干反应检查。听力筛查的目的是早期发现听力损失儿童、早期干预、减少听力损失的进展或帮助患儿达到聋而不哑。

（四）儿童超声心动检查

心脏是人体循环系统最为重要的一个器官，它就像水泵一样不停地将血液收回来或推出去。

心脏的正常工作依赖于其精密、完整的结构，这个结构在胎儿期就已经开始逐渐形成，至出生前已经基本可以独立承担"循环发动机"的作用。但是，如果心脏的发育被一些不良因素影响，那么就有可能在结构上出现一些缺损，导致先天性心脏病的形成。这种疾病直接影响心脏的正常泵血能力，对儿童生长发育影响很大，严重的先天性心脏病甚至会危及生命。

如此重要的一个器官，医生早在胎儿时期就开始注意它了，孕妇在定期产检的过程中，有专门的超声胎心检查。此检查可以对胎儿的心脏结构进行初步的筛查，若有心脏发育异常的可能，则可提前做好准备，在孩子出生后及时进行相应的治疗。

但是，由于胎儿心脏太小，胎儿的胎位也各有不同，因此通过超声是无法确诊胎儿心脏是否存在结构问题的。在孩子出生以后，需要定期进行体检。医生可以通过心脏听诊来进一步评估儿童心脏的发育情况，若在听诊过程中发现有十分异常的心脏杂音，则需要为孩子进行超声心动检查来确定其是否存在先天性心脏病。

值得注意的是，尽管心脏杂音是先天性心脏病最为重要的查体信息，但是儿童在成长过程中，常常会在某一时期出现一种叫做生理性杂音的特殊心脏杂音。这种心脏杂音并不提示心脏病，而是儿童心脏发育为成人心脏过程中的一段"小插曲"，并不会对心脏造成任何的不利影响。

（五）发育性髋关节脱位检查

髋关节，就是连接人的大腿和骨盆的关节。强健的肌肉和韧带可以为关节提供最大程度的保护，但人的肌肉、韧带是逐渐发育成熟的，因此在胎儿期或者新生儿期，这个关节有可能因为缺乏肌肉韧带的支持而从关节窝里脱出，医学上把这种现象叫做髋关节脱位（图 3-3-1）。另一种情况，是由于孩子出生以后，很多家长将他们包得过紧，甚至把腿绑成像大人一样，膝盖、双足朝前，这样对髋关节的自然发育极其不利，也会导致髋关节脱位。

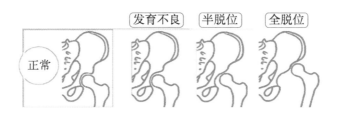

图 3-3-1 髋关节发育不良的常见类型

婴儿先天出现的或后天养育错误导致的髋关节脱位，统称为发育性髋关节脱位。这种脱位和成年人的脱臼不太一样，成年人的脱臼一般伴随大的力量的冲击，还很疼，而发育性髋关节脱位并不会疼痛，因此往往会被忽视。在婴儿的体检中，医生往往会通过腿的活动、两条腿的皮纹是否对称、下肢外展试验等方法来初步判断髋关节的发育情况，对于那些存在下肢皮纹不对称、下肢外展试验阳性等问题的儿童，医生一般建议进行进一步检查来确诊，即做髋关节超声和髋关节 X 线片。髋关节超声大多针对 6 个月以下的婴儿，没有辐射，在早期判断髋关节发育情况时非常实用。髋关节 X 线片针对 6 个月以上的婴儿，有辐射，但是确诊骨骼发育情况的重要方法。

发育性髋关节脱位一旦确诊，就要开始进行矫正，小月龄的孩子脱位时间短，肌肉发育尚未成熟，因此多采取非手术方式，用特制的矫正器具进行矫正，成功率较高，治疗周期短，对孩子今后的发育影响比较小。对于大月龄或大年龄的孩子，可能就需要考虑手术治疗才能将髋关节复位，这种治疗恢复时间长，对孩子的运动发育影响比较大。

因此，定期进行健康体检、遵医嘱进行髋关节超声的筛查、尽早发现髋关节发育不良，对儿童非常重要。

三、眼及屈光度筛查

眼睛是人类最为重要的感觉器官，它几乎承担了人类大部分的生活、工作和学习。儿童的眼睛处于生长发育阶段，尤其需要小心呵护，这就需要家长们要协助医生做好眼睛保健的工作。那么，在平时的体检过程中，都要做哪些眼睛保健检查呢？

（一）视力

视力，顾名思义，就是看东西的能力，简单一些来解释，视力其实就是在某个距离能看到多小的物体，能看到的物体越小，说明视力越好。视力的检查是用一种叫做"视力表"的工具来完成的。标准的视力表上面有很多的"E"字母，呈不同的方向来排列，儿童站在一个规定的距离（根据不同的视力表，有 2.5 m 距离和 5 m 距离），用单眼叙述医生指到的"E"字母开口方向。

大家不难看出，视力的检查非常依赖儿童的理解能力和配合度，如果儿童年龄太小，还不能完全理解视力的检查方法，那么就无法进行视力的检查。因此，大多数的医院为儿童进行健康体检时，只有 4 岁以上的儿童才考虑做视力检查。儿童视力的正常值和成人有所不同，因为他们的眼睛发育也是逐渐完善的，不可能一出生就像成人一样拥有 1.0 或 1.0 以上的正常视力。

（二）屈光度筛查

屈光度对很多家长朋友来说是一个挺陌生的词汇。其实，屈光度并不是一个很复杂的东西。人的眼睛有会聚光线的能力，它能把平行直射的光线弄弯曲，会聚在一个点上。所以，"屈"即是"使弯曲"的意思，"屈光"就是指"使光线弯曲的能力"，"屈光度"就是指"使光线弯曲的能力是强是弱"。

1．近视　近视就是屈光能力太强，光线弯曲太厉害，导致会聚的点在视网膜的前面。这种情况下，孩子会看不清远处的东西，只能看清近处的东西。

2．远视　远视是眼睛弯曲光线的能力太弱了，光线会聚在了视网膜的后面。这种情况下，孩子会出现远近都看不清的状态。远视也是需要及时纠正的一种屈光不正，因为儿童屈光度的发育，依赖于丰富的颜色、多样的形状和相对清晰的图像，如果孩子长期处于远近都无法看清的状态，那么他们的眼睛的发育将会停滞不前，久而久之眼睛的各个零件退化，出现一种非常棘手的眼科问题——弱视（即戴不戴眼镜、散不散瞳都看不清）。

因此为了避免出现这种严重的后果，高度的远视一旦被发现，就必须进一步散瞳验光，结合视力情况考虑配镜问题！但是，远视并不一定都很糟糕。因为刚出生的孩子，其实都是远视，在日后的成长过程中，他们的远视也会慢慢减轻，最终与成人一致。因此，在儿童时期，尤其是 5 岁以前，孩子会有一定程度的远视，这是正常的现象。

3．散光　散光不同于近视和远视，患有散光的儿童，经过眼睛的光线无法会聚在一个点，有近也有远，所谓"光被散开"了，这就是散光。散光同样也是远近看起来都不清楚，高度的散光也需要及时的验光检查，考虑配镜。

四、三大常规检测

（一）血常规检测

采集适量的血液，对血液中的细胞进行分类和计数，根据各细胞的数量与多种血液成分的浓度，来判断目前的身体情况。

1．白细胞　白细胞是人体血液中非常重要的一部分，它们相当于人身体里的"警力部队"，专门负责清理体内的细菌、病毒、衰老坏死的细胞和其他不该在人体内出现的东西。

白细胞这些"警力部队"大多是由骨髓统一进行制造，它们发育成熟后进入血液，各司其职。众所周知，平时看到的警力部队形形色色，有刑警、交警、特警等，白细胞也是如此，它们也分成了不同的种类，在骨髓里成熟后，白细胞大概分为中性粒细胞、淋巴细胞、单核细胞、嗜酸性粒细胞和嗜碱性粒细胞。其中医生最为关注的，就是中性粒细胞和淋巴细胞这两种。

2．中性粒细胞　它们是人体中最为主要的抗菌战士，当人体内有细菌侵入时，它们就会警觉起来，若是细菌太多或者细菌释放的毒素太多，身体就会召集大量中性粒细胞去吞掉这些细菌，中性粒细胞的比例就会升高。

3．淋巴细胞　淋巴细胞和中性粒细胞很不一样，它们并不是特别喜欢和细菌作战，而是对病毒非常感兴趣。平时，它们大多储存于淋巴结这类免疫器官，当人体感染了病毒时，身体会命令淋巴细胞出动去处理这些病毒。淋巴细胞到达病毒感染现场后，会通过一系列复杂的程序，杀死病毒寄宿的生病细胞，让病毒没有营养可用，或者给感染了病毒的细胞做上"标记"，交给其他白细胞吞掉。需要特别注意：在新生儿出生后 4 ~ 6 天至出生后 4 ~ 6 岁这段日子，他们的淋巴细胞比例往往是偏高的，这和成年人不一样！

总之，白细胞是人体免疫中最重要的一部分，它们的功能远不止上述的这样简单。以下是白细胞异常的两种情况。

（1）发热同时白细胞升高：一般来说，拿到血常规化验单，会看到写着"白细胞计数"的项目，英文写着"WBC"，这一项指的就是这一次检查中，血液中的白细胞的浓度。正常成年人一般是 4×10^9 ~ 10×10^9/L。

如果患者出现了发热，检查血常规发现白细胞高于 10×10^9/L，就需要考虑体内是否存在细菌的感染，发热是由于细菌在血液内繁殖导致的。中性粒细胞擅长清除细菌，因此，在血中有细菌感染时，中性粒细胞占白细胞的比例也会增加。

需要注意的是，对于儿童来说，白细胞的数量是不太稳定的。在 6 ~ 8 岁以前，健康的儿童偶尔也会出现白细胞超过 10×10^9/L。如果没有任何异常症状，那么也不能表示他一定生病了。

（2）发热同时白细胞正常或下降：部分的家长朋友认为，发热一定要吃消炎药，也就是抗生素。这个说法对不对呢？首先要弄明白一件事情：抗生素是对付细菌用的特效药；而能够引起人体发热的病原体，远不止细菌，还有一大类，称为病毒。病毒是非常微小的生物，流行性感冒、麻疹、水痘、流行性腮腺炎、风疹等都是病毒引起的疾病。它们虽然极其微小，复制能力却非常强大。它们寄宿在细胞体内，操作此细胞的化学反应，利用这个健康细胞的营养，为自己提供复制所需的全部材料。当体内出现大量病毒复制时，也会引起发热，甚至是高热。有趣的是，病毒血症导致孩子发热时，白细胞的数目往往不会升高，而是正常甚至会降低。由于淋巴细胞更擅长消灭病毒，因此血常规还可以看到淋巴细胞的比例有所升高。病毒感染时抗生素基本不起作用，反而容易造成人体的耐药，所以发热的时候一定不要滥用抗生素。

2．血红蛋白　血红蛋白又叫血色素，它是存在于红细胞里面的一种蛋白质。众所周知，人体需要氧气，人类所有器官都需要氧气来维持工作，但是氧气是不溶于水的一种气体，恰恰血液中绝大部分成分都是水，血红蛋白能解决这个矛盾。当血液流经人的肺时，血红蛋白会扔掉货舱里的二氧化碳，把新鲜的氧气装上。随着血液流到身体各个组织，氧气就会被送给每一个需要的器官和组织。因此，血红蛋白可以算是人体内的"氧气搬运工"，如果它们缺乏了，那么就没有足够的"搬运工"，即便环境不缺氧，人体内也无法得到充足的氧来使用。医学上把血中血红蛋白浓度低于正常值的现象，叫做贫血。贫血的原因比较多，大部分原因是因为体内缺乏铁元素，铁元素是血红蛋白最重要的合成原料。此外，缺乏维生素 B_{12}、叶酸也会导致贫血，某些感染性疾病、慢性出血性疾病、造血功能障碍等疾病也会导致贫血。

儿童时期的贫血应予以重视，因为儿童处于成长发育阶段，全身各组织器官除了需要维持日常呼吸所用的氧，还需要额外消耗一部分氧作为发育使用，这就使得儿童对血红蛋白的依赖更高。特别是人类的大脑，它是人类所有器官中耗氧量最大的器官，缺氧会影响大脑的正常发育。必须注意的是，贫血并非一定会有症状，事实上，很多儿童贫血没有任何表现，往往在检查血常规以后，才发现贫血。如果不重视定期的血红蛋白浓度检查，很可能会忽略儿童的贫血，造成轻微的慢性缺氧。这种缺氧虽然不会立即导致疾病，但是对组织器官的伤害是存在的，并且会慢慢积累，长久以往也会产生相应的损害。

3．血小板　血小板是一种可以促进血液凝固的血液成分，它在身体出血时会大显身手，以很快的速度使破损部位的血液由液体变成固体，起到封堵创口的作用。血小板的正常值为 $100×10^9 \sim 300×10^9/L$，儿童的血小板常有轻度偏高。如果血小板低于 $100×10^9/L$，那么就应警惕是否存在凝血功能障碍。当血小板低到一定程度，身体将处于极端易出血的状态，皮下会出现出血点、瘀斑，严重者可能出现自发的内脏出血，危及生命。

请各位家长注意，儿童的血常规化验单出现几个箭头不代表一定有问题。因为人类的血细胞构成和比例并非一成不变，从刚出生到长大成人，人的血细胞构成会呈现出很多变化。如最常见的是：生后 4 ~ 6 天之前的新生儿，白细胞总数很高，中性粒细胞占比明显高于淋巴细胞占比；而 4 ~ 6 天后，白细胞数量会逐渐下降，中性粒细胞比例降低，淋巴细胞比例渐渐上升，这个"淋巴细胞占优势"的情况，会一直持续到孩子 4 ~ 6 岁时，之后他们的血常规数据会越来越趋向于成年人。因此，4 ~ 6 日至 4 ~ 6 岁之间的孩子，如果并不发热，无明显的感染表现，那么淋巴细胞比例偏高一些是可以接受的，并不一定是不正常的表现。平均红细胞体积（MCV）、平均红细胞血红蛋白量（MCH）、平均红细胞血红蛋白浓度（MCHC）、血细胞比容（HCT）这几项一般须结合血红蛋白浓度（HGB）一起评估，如果 HGB 没有问题，那么这几项有一些异常是可以不必太担心的。

（二）尿常规检测

人体的尿液来源于自身的血液，当血液流经肾时，肾会把血液里有用的东西吸收入血液里，把没用的或多余的东西与一部分水分合在一起形成尿液，储存在膀胱，最终排出体外。因此，人体所产生的尿液也携带着体内多种信息，对疾病的初步判断非常有帮助。

1. 尿蛋白 人的身体对于蛋白质有着巨大的依赖，肾会将流经它血液的几乎所有蛋白质全部吸收回血液中。所以正常情况下，人的尿液中是没有蛋白质的。也就是说，尿蛋白应该为阴性，化验单上用"−"来表示。如果肾出了问题，功能变差了，没有足够的能力将血液中的蛋白质吸收，那么这些蛋白质就会随着尿排出体外，出现尿蛋白阳性，化验单上用"＋"表示。肾功能越差，尿蛋白就会越多，"＋"的数量就会越多。但是，在某些情况下，如剧烈运动之后，尿常规也可以呈现尿蛋白阳性，休息一下后，自然转阴，这种情况是正常的。

2．尿糖　血液中的葡萄糖称为血糖，它是人体最重要的能量物质，肾也会对它格外珍惜。但是，如果一个人摄入的糖类物质过多或者身体利用糖的能力太差，那么血糖水平就会提高很多，如果血糖超过了肾的吸收能力，那么就会有一部分血糖顺着尿排出体外，出现尿糖。尿糖可呈一过性，也可呈长期性，这和饮食及身体是否存在代谢异常疾病有密切关系，需要专业医生结合其他化验检查结果才能进一步判断。

3．尿酮体　人摄入能量与消耗能量和日常生活、运动等息息相关，很难达到时时刻刻的平衡，人体为了应付血糖低所带来的身体能量不足，会动用一种叫做糖原的物质，让它分解成葡萄糖供身体用。但是，患有某些疾病，如糖尿病的儿童，身体利用糖原的能力很差，此时就不得不去动用另外的能源物质——脂肪。脂肪被分解后，会生成很多酸性物质，这些酸性物质统称为酮体。当这些脂肪分解产物过多，就会随着尿排出去，使尿酮体呈阳性。尿酮体阳性常出现于糖尿病的严重并发症——酮症酸中毒。由于儿童糖尿病人数远不及成年人，因此很少有家长想到在孩子多饮、多尿时，检查尿常规，往往在孩子出现了酮症酸中毒的脱水症状后，才来医院就诊。尿酮体的出现的确让人有些不安，但是这并不代表尿酮体阳性就一定是糖尿病酮症酸中毒。前面提到，尿酮体是血糖低的时候，脂肪分解过多导致。因此如果有空腹时间过长、饮食差、长期节食等情况，人的尿酮体可以呈阳性，称为饥饿性酮症。不同于糖尿病所导致的酮症，饥饿性酮症的人，尿常规中尿糖是阴性的，这和糖尿病酮症是截然不同的。

4．尿红细胞和尿白细胞　人血中的红细胞、白细胞一般是不进入尿液中的，如果在尿常规的检查中，发现了一定数量以上的红细胞、白细胞，那么可能提示有尿路的损伤或感染，某些情况下，尿红细胞与尿蛋白同时出现可能还提示存在肾功能的疾病。

（三）便常规检测

粪便是人体肠道形成的一种排泄物，由消化道的部分液体和食物残渣等构成，是诊断消化道疾病的重要依据之一。

1．便红细胞和便白细胞　大便中一般没有什么红细胞和白细胞，但是如果出现了肠炎，尤其是细菌性肠炎，大便中就可能会有一些红、白细胞出现。

2．大便虫卵　人的消化道是寄生虫的温床，这些虫子在人的肠道中安家落户，吸食人体内的营养，破坏人的肠道环境。当它们吸食营养后，还要产下虫卵，让虫卵随着大便排出体外，让其他的人或动物继续感染。检查大便中的虫卵，就是为了判断是否患有肠道寄生虫病。有必要特别说明的问题是，相对于虫卵的大小，人的排便量可谓是巨大的，化验便常规，不可能把全部大便进行化验，而是挑其中的一部分，这就很可能会漏过有虫卵的大便。因此，仅仅一两次大便虫卵阴性，并不能确诊孩子没有患寄生虫病。

五、其他辅助检查

（一）母乳成分分析

母乳是绝大部分婴儿出生后第一样食物，是最天然、营养成分最合理的食物。与大多数食物一样，母乳的主要营养成分也分为碳水化合物、蛋白质、脂肪。通过少量的母乳样本，可以用机器测量出母乳中这些主要营养成分的含量，对妈妈们的饮食进行一定的指导，优化母乳的成分，让孩子喝到营养成分更加均衡的母乳。

（二）超声骨密度检查

骨骼是人体最为重要的实质性结构之一，它几乎承担了支撑身体重量的全部责任，是人体运动系统的基础组成部分。骨骼里面有大量的钙，它们以特殊的方式与磷等元素联结在一起，经过一系列化学、物理变化，形成了坚硬的结构。而所谓的骨密度，可以简单理解为骨骼里的钙含量。如果骨骼沉积了大量的钙，骨骼密度就高，骨骼就结实。如果骨骼中的钙不足，那么骨骼的密度就低，骨骼就软或脆。人的血液中，也有一些钙，虽然比起骨骼里的钙来说，血钙并不多，但是血钙的作用极其重要。如果血钙含量低，人的心律就会严重紊乱，肌肉韧带会出现频繁、剧烈的收缩，大脑会过度兴奋而出现抽搐……可见血钙的重要性。

身体很智能，懂得优先保证血液里有正常浓度的钙，因此，当血液里钙不足时，大脑就会下命令，溶解一部分骨骼中的钙，进入血液里。如果人体吸收了足够多的钙，身体就会把这些多余的钙贮存在骨骼，一是为了强化骨骼，二是为了储存起来以备不时之需。简而言之，在一般情况下，骨密度低的人，血钙不一定低；而骨密度正常的人，血钙一般也正常。

目前筛查骨密度大多采用超声，无创、无痛、无放射，对孩子骨骼情况的判断和钙、维生素 D 等营养物质的补充，有一定的指导作用。

（三）血液中的微量元素和血铅

人体内有很多含量特别少，但是却十分重要的元素，被称为微量元素。这些元素参与体内很多化学反应，有的甚至能起关键作用。定期进行微量元素的检查，可以为孩子们的营养状况提供一些参考，改善他们的营养状况。一般可以检查的微量元素为铁、锌、铜、镁，并加入钙元素这一常量元素。

铅是一种重金属，它大多存在于铅印产品、电池、汽车尾气等中，儿童可以通过吸入或手接触后吃手摄入体内。铅对人体绝大部分组织都有很好的亲和力，换言之，它可以和身体内大部分的组织粘连在一起，尤其是神经系统。孩子们的神经系统处于重要的发育时期，如果有大量的铅沉积在神经系统上，就会干扰神经系统的正常发育，使孩子的行为、精神状态甚至是智力的发育出现问题。因此，定期进行血铅的检查，尤其是对卫生习惯欠佳和长期接触汽车尾气的孩子，十分重要。

这里要提醒各位：无论是血液中的微量元素，还是血铅，都是作为参考的辅助检查，具体还要结合孩子的情况进行分析，如孩子的饮食、生活习惯和平日里的行为、精神状态、发育情况等。不能因一张微量元素或血铅的结果，盲目地进行判断。很多家长看到孩子的微量元素化验结果中显示锌的含量低，就断定孩子缺锌，予以补锌的药物，这是不对的。因为缺锌的孩子会出现发育不良、厌食症、头发生长不良等表现，如果没有这些症状，那么不能单凭血液中的微量元素的结果来进行判断。

（四）维生素 D 检测

提起维生素 D，很多人都知道它能促进钙的吸收，但实际上，它的作用非常多，也十分复杂。前面已经提过（见超声骨密度检查），人体血液中的钙极为重要，当血液中的钙不够时，身体会从骨骼上溶解一部分钙来填补血液中的空缺。当血液里的钙足够多了，身体就会让这些钙沉淀在骨骼上。这两个过程中，维生素 D 都起到了类似"指挥"的作用。

此外，维生素 D 还能在人体钙不足的时候，让人的肠道更多地吸收钙，提高血钙浓度。有趣的是，维生素 D 作为一个极其重要的营养物质，却是一个不依赖饮食补充的维生素。经测定，维生素 D 在奶或其他食物中含量都非常少，它的摄入方式很特殊——晒太阳。当紫外线接触皮肤后，皮肤下的一种酯类物质就会发生转变，经过一系列复杂的体内加工，这个酯类物质最终变成了高活性的维生素 D，并发挥了调节钙元素的作用。目前，由于种种原因，婴幼儿户外日照时间明显不足，北方秋冬季寒冷，紫外线强度也比较小，穿衣也比较多，加之玻璃窗可以阻挡相当多的紫外线，这使得孩子们以自然方式获得的维生素 D 明显减少。如果维生素 D 水平过低，那么人体对钙的吸收率就会下降，骨骼就不得不溶解更多的钙来填补血液的空缺，久而久之，骨头就会变软、变脆。

很多医院已经开展了血液中维生素 D 的检测，旨在尽早发现维生素 D 的不足，早期干预，避免出现骨质的损害。血液维生素 D 含量的评价标准见表 3-3-1。

表3-3-1　　血液维生素D含量的评价标准

测量值	评价
< 25 nmol/L（10 ng/ml）	严重缺乏
< 50 nmol/L（20 ng/ml）	缺乏
52 ~ 72 nmol/L（21 ~ 29 ng/ml）	不足
> 75 nmol/L（30 ng/ml）	充足
75 ~ 100 nmol/L（30 ~ 40 ng/ml）	理想
> 375 nmol/L（150 ng/ml）	中毒

（五）丙氨酸氨基转移酶

丙氨酸氨基转移酶（ALT），早先被称为谷丙转氨酶，是肝细胞里存在的一种酶，当肝细胞被破坏时，大量的 ALT 会释放入血，并在血液检查时被检测到。由于 ALT 一般只在肝细胞中，所以大家还叫它"肝酶"。儿童的 ALT 大多是 0 ~ 40 U/L，如果超过了40 U/L，即考虑异常。

ALT 是一项特别敏感的指标，很多原因都可以引起 ALT 升高。对于儿童来说，需要注意以下几种情况。

1. 药物　药物大多需要肝肾代谢，这会增加肝的工作量，对于肝既往健康的孩子，在病愈停药后，肝会快速恢复，家长可以考虑停药后 1 周进行检查。

2．餐后　检查 ALT 必须空腹，为稳妥起见，一般让受检儿童空腹 6～8 h 以上，如果在抽血前 6～8 h 内吃过东西，特别是高热量或油腻的食品，那么就很可能导致 ALT 暂时升高。因此，家长们在决定给孩子检查 ALT 前，尽可能保证 6～8 h 的空腹状态。

3．疾病　某些病原体，比如 EB 病毒、肝炎病毒等都很喜欢破坏肝，导致 ALT 升高。正因如此，医学上才非常重视 ALT 升高的孩子，并督促家长带他们进行复查或进一步检查。

4．脂肪肝　随着生活水平提高，孩子们的饮食情况越来越好，其中高热量的饮食会导致体内脂肪堆积在肝，而平板电脑、手机等便携式移动设备的普及，让孩子们户外活动的机会越来越少，减少了体内脂肪的消耗，最终导致高脂血症和脂肪肝。脂肪肝本身没有任何传染性，在经过超声确诊后也不会影响孩子们上幼儿园。但是，家长们必须重视儿童时期出现的脂肪肝，并着手进行体重的控制和饮食的管理，避免对肝造成更大的损害。

此外，长期吸烟、大量饮酒、过度劳累、饮食过度油腻等，均可导致 ALT 水平升高，但在儿童时期，这些原因并不常见。

（六）骨龄检查

人的骨骼也有自己的年龄，称之为"骨龄"。计算孩子的年龄，通常是使用现在的时间，减去他出生的时间。这种计算方法其实是默认了孩子每隔 365 天，就长大 1 岁，也就是说，用这种方法计算孩子的年龄时，默认孩子的年龄增长，是匀速的。而事实上，孩子身体成长，并不匀速，有时一年长 1 岁，有时一年长 1.5 岁，有时一年长不到 1 岁……人从出生发育成性成熟的个体之前，确定这个人真正的年龄，可以从骨骼上来分析，称之为骨龄。

在一些儿科的疾病中，骨龄和年龄会出现较大的差异。如生长激素缺乏的孩子，个子特别矮，骨龄比年龄小；而性早熟的孩子，早期个子长得快并提前出现青春期的发育，骨龄比年龄大。那么，医生选择了人的哪部分骨骼来做骨龄片呢？答案是腕骨。

人的手和腕部看起来比较小，但是骨骼众多，每一块骨骼都有自己出现的时间，而且，这些腕部和手指、手掌上的骨骼，会随着年龄的不同呈现不同的形态。专科的医生会根据这些骨骼在X光片中的形状、大小来判断受检孩子的骨骼年龄，并和孩子的实际年龄进行对比，协助诊断某些疾病。很多家长担心X线的辐射问题，这是没有必要的。因为X线的辐射量并不大，且辐射区域内仅仅为单手手腕处，一次的X线暴露量很小，3岁以上的孩子是完全可以耐受的。

第四节　儿童早期综合发展服务

儿童早期综合发展（integrated early childhood development, IECD）内容包括卫生、营养、教育、环境和保护五方面，涉及多学科领域和多部门合作。IECD是一个整体概念，尤其是产前/产后保健、卫生保健、营养智力开发、学前教育、生活技能、父母科学育儿能力、饮食和卫生、情爱关怀等种种因素均能影响儿童的早期发展。目前儿童保健工作者正致力于促进儿童早期综合发展工作（即健康、营养、教育、保护和环境），为处于生长发育快速阶段的婴幼儿因地制宜地创造适宜的环境，提供丰富的良性刺激、平衡的营养与喂养，并满足儿童需要，防治各种常见疾病。开展科学综合性的干预活动及健康教育，充分发挥和挖掘婴幼儿潜能，使婴幼儿的体格、心理、认知、情感和社会适应性得到全面发展，促进婴幼儿身心健康。儿童早期发展根据婴幼儿不同时期的发育规律，进行大脑的潜能开发，充分开发婴幼儿潜能。根据体格和智能发育特征，对运动、认知、语言、生活与交往等，进行培养和训练，培养儿童的观察力、注意力、记忆力、想象力、语言表达能力、思维能力、创造力、推理力等，并训练其行为控制及协调能力等。另外在开发智力潜能的同时，积极培养良好的生活习惯，兴趣、好奇心、上进心、感情、意志、性格等，这些非智力因素是智力发展的巨大心理推动力，对儿童之后的成长起关键性的作用。

一、早期综合发展评估指导

儿童早期综合发展评估指导是儿童早期综合发展服务的核心，它包括儿童体格发育和儿童神经心理发育两个方面，对儿童的综合评估必须涵盖这两方面的内容。通过对儿童体格、智能的综合评价可以了解儿童营养、喂养、睡眠、教育及智能发育的水平，随时发现儿童发育过程中存在的偏移或缺陷，发现产生发育偏移和缺陷的内在原因及环境因素，制定干预的措施和方法。

正确评价儿童体格发育（评价指标包括体重、身高（长）、头围、胸围、臂围、皮下脂肪厚度等）、营养、运动、认知、思维、语言、情感和社会适应能力等方面在各年龄段的发展水平，及时予以指导，促进儿童神经、心理及行为健康的发展。使家长了解儿童的生理、心理发育规律，掌握科学育儿的知识和方法，提高育儿技能，改善家庭环境，为儿童发育创造良好环境。通过对智力低下、体弱儿、高危儿等进行早期评价和干预，对可能出现脑瘫或伤残的儿童及时转诊，减少伤残、智残的发生，提高儿童生活与生存质量。体格发育水平可以通过检测生长发育曲线来实现。

二、体格发育测量

（一）身高（长）

作为最基本的一项体格发育指标，身高（长）是每次健康体检的必查项目。婴幼儿在可以稳定站立以前，需要在身长测量床上躺着测量，测出的数值即为身长，当他们可以稳定站立后，变为站着测量，测出的数值为身高。

这里需要解释一下，婴幼儿的身高（长）测量非常困难，因为太小的婴儿往往不能完全舒展四肢、平静地躺着或者站立让你去测量，大部分婴幼儿会扭动，甚至哭闹，这使得测量出的数值不准确。家长们常常见到同一个儿童，在各个地方测出来的数值不一样，就是由于儿科检查的配合度不容易把握，希望各位家长可以理解。

（二）体重

体重是反应儿童体格发育情况的重要指标。为了保证测量的准确，每次测量体重前须校正体重秤零点，儿童脱去外衣、鞋、袜、帽，排空大小便，婴儿去掉尿布。冬季注意保持室内温暖，让儿童仅穿单衣裤，准确称量并除去衣服重量。测量时儿童不能接触其他物体。使用杠杆式体重秤进行测量时，放置的砝码应接近儿童体重，并迅速调整游锤，使杠杆呈正中水平，将砝码及游锤所示读数相加；使用电子体重秤称重时，待数据稳定后读数。记录时须除去衣服重量。由于婴幼儿阶段体重变化较快，一般选择量程在 60 kg，最小分度为 50 g 的体重计。

（三）头围

头围是指眉弓上方突出部，绕经枕后结节一周的长度，用来反应脑及颅骨的发育。测量方法是检查者位于儿童右侧或前方，用左手拇指将软尺零点固定于头部右侧眉弓上缘处，软尺经枕骨粗隆及左侧眉弓上缘回至零点。正常头围在新生儿出生时平均为 34 cm，前半年增长 8 ～ 10 cm，后半年增长 2 ～ 4 cm。6 个月时头围平均为 44 cm；1 岁时头围平均为 46 cm（同胸围）；2 岁时为 48 cm；5 岁时为 50 cm；15 岁接近成人，为 54 ～ 58 cm。

三、神经心理发育测量

神经心理发育或智力测验可以早期发现、早期诊断、早期矫治发育上有问题的儿童，评价儿童神经心理发育或智力低下的程度，对神经系统、内分泌系统疾病是否伴有心理发育异常提供依据，评价疾病治疗或智力发育干预的效果，为科研和流行病学调查提供手段，发现和确定异常儿。神经心理发育或智力测验的使用的重要之处是在测验过程中观察儿童的行为模式、体会其认知方式；运用儿童心理发展和智力结构的理论来分析、解释测验结果，从而找出儿童的优势与弱势；揭示个体儿童的心理功能，对儿童进行有针对性的教育和训练。

（一）神经心理发育或智力测评量表分类

儿童神经行为发育表现在孩子神经心理的活动中，3岁以下的儿童，一般神经发育水平不称作智力，而称为神经心理发育。它包括感知、动作、语言、适应性行为和社交能力等。神经心理发育检查统称为心理测验，针对婴幼儿的称为发育测验或发育评估。儿童神经心理发育筛查的目的是为了早期发现发育有问题的儿童，以便早期进行治疗干预。

我国常用儿童神经心理发育测评量表：0～6岁儿童神经心理发育量表、Gesell婴幼儿发展量表、Bayley婴幼儿发育量表、丹佛发育筛查（DDST）量表。

我国常用儿童智力测评量表：绘人试验、图片词汇测试（PPVT）、瑞文渐进模型测验（RPM）、麦卡锡儿童智能量表（MSCA）、Wechsler学龄儿童智能量表（WISC）、Wechsler学龄前及初小儿童智能量表（WPPSI）。

这些试验的分类方式包括：①按年龄，新生儿测验、婴幼儿神经心理测验、学龄前及学龄儿童智力测验；②按测验对象，个别测验与集体测验；③按所测范围，单项能力与综合能力测验；④按精确度，筛查性与诊断性测验。

（二）神经心理发育或智力发育监测量表分类

筛查性测验：常用的为DDST量表、入学合格测验、绘人试验。

诊断性测验：常用的为Gesell婴幼儿发展量表、Wechsler学龄前及初小儿童智能量表（简称韦氏）、Wechsler学龄儿童智能量表、

Bayley 婴幼儿发育量表。

（三）各种常用量表测试内容

1．DDST 量表　由美国丹佛学者 Frankenberg 和 Dodds 制订，该量表为 0 ～ 6 岁儿童设计，现已成为儿童早期智力发育筛查量表，被世界各国广泛采用。1982 年经我国北方 6 市儿童再标准化后在全国使用，目前国内常用发育筛查方法是儿童智能丹佛发育筛查法，它是测验儿童综合能力发育的筛查性量表，主要监测婴幼儿。其特点是方法简单、快速，测查时间仅 15 min 左右，能将智力发育可能有问题的儿童筛查出来，因此，最适合高危儿智力发育监测。它适用于 0 ～ 6 岁的儿童，量表总项目数为 104 个，分布在大运动、语言、精细运动 - 适应性和个人 - 社交 4 个功能区。每个儿童应做年龄线前的 3 个项目，4 个功能区共 12 个项目。根据每个功能区有无发育迟缓的项目来判断儿童有无异常，对高危儿的智力发育情况做出定期、客观的评价，其结果异常和可疑者应进一步做诊断性测验。

2．Gesell 婴幼儿发展量表　美国儿科医师格塞尔（A.Gesell）为 4 周至 6 岁的儿童设计的国际公认的经典发展诊断方法，北京智能发育协作组于 1985 年和 1992 年分别对量表 0 ～ 3 岁部分及 3 ～ 6 岁部分进行了适合我国国情的修订。Gesell 婴幼儿发展量表适用 4 周～ 6 岁年龄的孩子，项目总数为 0 ～ 3 岁 514 项，4 ～ 6 岁 97 项。功能区分布在适应能力、大运动、精细运动、语言、个人 - 社会，关键年龄为 4 周、16 周、28 周、40 周、52 周、18 月、24 月、36 月。

3．Bayley 婴幼儿发育量表（Bayley scales of infant development）贝利（N.Bayley）是美国加州伯克利婴儿发展研究所的儿童心理学家，1930 年发表了"加州 1 岁婴儿量表"，1933 年这个量表进行了修订，并被取名为"Bayley 婴幼儿发育量表"，1969 年该量表又进行了修订。国内据此做了中国修订版工作，目前广泛用于临床发育检测，适用于对 0 ~ 30 月龄儿童智力水平的评价，能确定儿童智力发育偏离正常水平的程度，有良好的信度与效度，国内已将其标准化。Bayley 量表分为智力量表，包括适应性行为、语言、探究活动；运动量表，包括大运动、精细动作（81 项）；婴儿行为记录三个方面。Bayley 测验结果表示智能发育指数、心理运动发育指数。

4．0 ~ 6 岁儿童神经心理发育量表测试　该量表于 1984 年由中国科学院心理研究所负责设计，首都儿科研究所和中国科学院心理研究所协作制订。其内容主要来自 Gesell 婴幼儿发展量表、Bayley 婴幼儿发育量表和 DDST 量表。该量表包括 211 个测试项目，每测查一名儿童大约需要 20 min。

（四）神经心理发育测验的注意事项

1．测验人员须经过专门培训，掌握测查的具体方法；测验过程中态度和蔼，使用标准测验用具，并严格按指导语操作，以免得出错误结果；数日或数周内不宜重复同一测验，以免儿童人为地"学习"。

2．有听觉障碍、肢体运动障碍或语言不通的儿童，测验时易出现假象，须与真象区别，否则不能反映儿童真正的智力水平。测验人员必须遵守职业道德，要为儿童和家长保密测验结果。

3．测验项目的保密　一种测验方法经过信度、效度、标准化等复杂的步骤才建立，因此，测试人员要注意对测验内容进行保护。不能将测验方法和评分标准公开宣传和介绍，防止知情者预先练习而失去测验的意义，更不能将测验内容作为教学或训练的内容，使测试方法失去实用价值。

4．测验的局限性　智力测验结果一般只反映儿童当时受试的情况，反映儿童目前的智力水平，不能据此预测将来的智力水平。任何一种智力测验也不能将人的全部心理活动或行为表现都包括进去。没有任何一个测验能够全面反应一个人总的智慧能量。

5．一些缺乏心理学基础的量表使用者，只把智力测验的使用看成是简单地问几个问题，做几个游戏，得到一个智商，从而给儿童贴上一个聪明或不聪明的标签。智力测验成了给儿童贴标签的工具，被贴上标签的儿童常会遭到同伴的排斥，给儿童造成永久的心理创伤，这样的测验贻害无穷。

6．无论是智力商数（IQ）或发育商（DQ）都不能提供最后诊断，对测验结果专业人员须加以解释。不要过分重视总智商，不要把测验分数与遗传潜能等同起来。智力测验帮助医生了解儿童的个性和技能技巧方面的轮廓，而不是给儿童贴上一个笼统的标签。

四、儿童神经心理发育偏离干预

针对在儿童定期体检过程中通过门诊DDST量表、Gesell婴幼儿发展量表、0～6岁儿童神经心理发育量表等发现发育落后、边缘状态、某功能区发育落后儿童。医师根据儿童智能发育测查结果，对发育落后或边缘儿童进行干预，提高儿童健康水平。

（一）儿童早期干预的流程

1．对儿童进行评估　包括发育水平、问题和缺陷，及其产生的原因和影响因素。

2．制定干预方案　包括确定干预重点、内容和措施，以及拟采用的干预策略和方式。

3．制订行动计划，组织实施。

4．进行再评估　包括效果、实施中的问题等。

（二）儿童早期干预的主要内容

1．对健康儿童的促进　儿童早期发展已经超越了医学、教育学的范畴，涵盖了与社会学等学科的交叉发展。它涉及优生学、生理学、营养学、卫生保健学、心理学、教育学、伦理学，以及美学等多种学科。儿童早期发展的内容涵盖儿童体格发育、疾病预防、科学喂养、心理行为、运动发育、语言发育、认知能力发展、社会适应能力发展等方面。必须针对儿童发育特点给予家长个体化的综合指导，同时，对筛查出的疾病与发育问题应及时提供积极有效的干预。

（1）从婴儿出生后，应根据儿童不同年龄、不同生理阶段的发育特点和需求及心理发展的规律，结合个体差异，进行感官刺激、训练和培养，并注重儿童行为和个性品质教育，提供早期干预。

（2）根据儿童的发育规律，指导家长为儿童提供良好的生长环境，使儿童在身体、心理、智力、社会能力等方面得到全面发展。

（3）提高父母和养育者科学育儿能力是倡导健康促进的重要内容之一。包括以下几点

·宣传教育：为父母及养育者提供科学育儿知识，形式包括书籍、录像、媒体、宣传册、育儿课堂或小型座谈、电话咨询或面对面咨询等。

·技能传授：包括现场指导、示范、训练父母及养育者的科学育儿技能，如母乳哺喂技能的指导、补充食品制作的示范、补充食品喂养技能的指导和示范、婴儿早期运动训练的示范和培训等。

·心理支持和鼓励：通过咨询，给予父母和养育者心理上的支持和鼓励，并给予医学咨询和指导，帮助父母和家庭解决在育儿过程中所遇到的问题和困难，如喂养问题、睡眠问题、疾病的护理问题等。

2．对偏常儿童的干预

（1）对有器质性疾病的儿童，其发育迟缓或偏常主要由原发病引起，须积极治疗原发病。

（2）非器质性病变的儿童，其发育过程中的问题，主要与环境因素、家庭、父母及养育者等有关。所以，对这些因素的干预非常重要。

3．对环境问题的干预　主要是家庭、父母和相关养育者。

（1）改善父母和养育者对儿童的育儿理念、态度、行为以及与

儿童的关系等，特别是养育儿童的观念和技能方面的干预和培训，加强家长对儿童进行运动、语言、社会心理行为管理，以及儿童情感应答、挫折、问题处理、共处和分享等方面的训练。

（2）改善不和谐家庭不利于儿童身心发展的环境条件，消除对儿童身心发育造成严重影响的因素。

（3）对儿童心理行为发育问题的干预内容涉及儿童和父母双方，重点是改善父母养育技能和家庭环境条件。

（4）解决困扰儿童身心健康的不利因素，促进儿童脑神经发育、心理行为和智力情感的健康发展，发挥儿童大脑神经的代偿功能，减少伤残和严重后果，使其达到自身可以达到的最佳水平，提高儿童整体素质。

（三）儿童早期干预的辅助手段

1．感觉统合训练　感觉统合是指脑对个体从视觉、听觉、触觉、嗅觉、前庭感觉等不同感觉通路输入的感觉信息进行选择、解释、联系和统一的神经心理过程。感觉统合训练是指基于儿童的神经需要，引导对感觉刺激作适当反应的训练，此训练提供前庭（重力与运动）、本体感觉（肌肉与感觉）及触觉等刺激的全身锻炼，目的在于改善大脑对输入信息进行综合处理的能力。

2．亲子游戏活动　亲子活动是根据教育对象的成长特点和需要，在专业人员指导下，由孩子和父母或看护者共同参与的一项具有指导性、互动性的活动；可以是集体的，也可以是分散的、个别的活动，一般由专业人员主持，对家长进行现场指导。通过带领孩子和他们的家长或看护者开展有针对性的亲子活动，普及科学的早期教育理念和方法，促进孩子积极主动地发展。亲子活动具有现场示范性、指导性与实践性，能使家长或看护者得到教育孩子的基本能力。

3．泳疗及抚触　婴儿泳疗是对1岁以下婴儿进行游泳锻炼的一种护理方式，婴儿泳疗对婴儿的生长发育及心智成长有促进的作用，可使婴儿提高抵抗力、免疫力，预防婴儿患病。在对婴儿进行泳疗护理时要注意卫生和安全。

抚触是经过科学的指导，在婴儿出生后的最佳时机，通过对婴儿皮肤进行有序的、有手法技巧的抚摸，让大量温和良好的刺激通过皮肤感受器传到中枢神经系统，产生生理效应的操作方法，是一种对婴儿健康最有益的自然的医疗技术。

五、儿童营养评估

儿童营养评估指针对 0 ~ 3 岁的有营养问题的婴幼儿，根据儿童情况建立营养门诊档案，动态评估儿童的发育状况，评价膳食情况，制订营养、运动、饮食行为处方，并进行定期的观察、随访，及时调整治疗方案。

（一）营养评估咨询指导

对儿童进行生长发育监测，还要配合营养评价指导，才能了解孩子生长速率、发育水平和营养结局。通过医生全面科学的指导，及时发现父母的喂养误区和孩子的生长偏常水平，对儿童进行合理喂养，使其营养均衡，发挥最大的生长潜能。

（二）喂养行为评价指导

喂养行为包括婴幼儿食物的制备行为、家长的喂养行为、儿童的进食行为和喂养环境。通过对家长喂养行为的指导，培养儿童喜欢各种食物的习惯，避免其形成挑食、偏食、异食、拒食等不良进食习惯，培养儿童的良好的进食习惯。

六、儿童气质评估

儿童的气质类型是对于各式各样内在或外在刺激，一种与生俱来的反应行为方式。气质类型没有好坏之分，通过气质测评家长可以更清楚地了解孩子的个性特点，从而因材施教。

（一）气质的分型

气质类型分为易养型、难养型、启动缓慢型。但是，并不是所有的孩子都适合这三种类型中的一种，有的孩子可能混合了这几种类型的气质特点，医学上将这部分孩子称为中间型、中间偏易养型、中间偏难养型。

1．易养型

（1）积极方面：随和、适应性强、性格开朗。

（2）消极方面：做事轻率、感情不稳定。

（3）指导意见：多分配任务，培养其踏实、专一、克服困难的品格。

2．难养型

（1）积极方面：敏感、情感丰富。

（2）消极方面：任性、适应能力差、爱发脾气。

（3）指导意见：应善于抑制其情绪变化的反复无常，鼓励并培养孩子迅速适应环境的能力。

3．启动缓慢型

（1）积极方面：冷静、感情深沉、实干。

（2）消极方面：淡漠、缺乏自信、孤僻。

（3）指导意见：父母要有耐心，应给孩子留出充分考虑问题并作出反应的时间。

（二）气质分型的九个维度

气质类型是按照九个维度的评分进行划分的，这九个维度分别为：活动水平、节律性、趋避性、适应性、反应强度、情绪本质、注意力分散性、坚持性、反应阈。

1．活动水平　指动作数量的多少或快慢。

2．节律性　儿童日常生活中生理特点的规律性，如饥饿、睡眠、排便等有无规律。学龄后（8岁后）主要是关于日常活动和学习的规律和计划性。

3．趋避性　指儿童面对陌生人或者新事物时，其最初的反应是亲近还是退缩。

4．适应性　儿童是否容易适应新环境。

5．反应强度　表达情绪的能量水平，如哭声或者笑声的大小。

6．情绪本质　指儿童平时主要的情绪表现，是积极（愉快、友好）还是消极（不愉快、不友好）。它是孩子天性的一部分，有时外表表现与内心感受可能并不一致。

7．注意分散度　注意力受外来干扰而分散的容易程度。

8．坚持性　指孩子集中注意力在某一件事情上的时间长短。

9．反应阈　引起儿童注意或者反应的最小刺激量，通俗地讲，即孩子是否敏感。

七、口腔保健

人的牙齿在日常生活中承担了很重要的角色，牙齿的健康对饮食和美观都有重要的影响。

人类一共有两套牙，第一套叫乳牙，一共有 20 颗，会随着年龄增大逐渐脱落并替换为第二套牙齿——恒牙。恒牙一共有 28 颗，伴随一个人的一生。很多人还有一种特殊的牙齿，在 18 岁之后才陆续萌出，称作智齿，数目在 1 ～ 4 颗不等。

20 颗乳牙的牙胚（就是俗称的"牙根"），在胎儿期间就已经发育好了，出生前已经全部埋在上下颌骨里面，只等着向外顶出。正常情况下，出生后 6 ～ 8 个月婴儿开始长出第一颗和第二颗牙，之后慢慢长齐 20 颗乳牙。

这里需要特别说明，牙齿和其他器官一样，都存在个体的差异。牙齿的萌出时间有早有晚，萌出的速度有快有慢，不尽相同。而且，尽管绝大部分孩子的乳牙是 20 颗，但是还有少部分的孩子即便乳牙全部长齐了，也不到 20 颗，这只是人群差异而已，并不能算是疾病。

牙齿的表面是一种叫做牙釉质的结构，它是人类身体中最为坚硬的组织，但是正如"水滴石穿"的作用，孩子日常喝的奶、吃饭后残留在牙齿里面的食物残渣，会在口腔细菌的不懈努力下慢慢腐蚀牙釉质，直至破坏它并继续腐蚀牙本质，形成龋齿。由于这个过程比较缓慢，而孩子们保护牙齿的意识没有建立起来，再加上近些年来儿童的食物（尤其是甜食）越来越多，因此儿童龋齿的发病年龄越来越早，龋齿发病率越来越高。

很多家长认为，乳牙迟早要被恒牙换掉，所以对龋齿的预防和治疗不够重视。事实上，乳牙和恒牙并不是毫无关联的，如果乳牙受损严重，那么恒牙的发育、排列都会受到一定的影响，影响口腔健康。

因此，孩子在出牙以后，每次体检都要认真让医生检查牙齿，争取早期发现问题，早期解决。在孩子上幼儿园后，每年应检查牙齿 1 ~ 2 次，并为牙齿涂氟，加固牙齿，减少龋齿的发病率。

4 生命 1000 天各年龄分期与保健要点

儿童从生命开始，就处于生长发育阶段。这整个时期，与成人阶段相比有很多的区别，而且在成长过程的不同阶段，其生理、病理特点及营养的需求，也存在明显的差异。根据生长发育的特点和不同发育阶段的主要任务，将生命 1000 天分为胎儿期、婴儿期（从出生到 1 岁，其中出生至满 28 天为新生儿期）、幼儿期。孕前保健对降低新生儿、先天缺陷和孕妇妊娠并发症，保障胎儿健康成长有重要意义。接下来对孕前保健、胎儿期、婴儿期、幼儿期几个阶段的特点及保健要点进行详细说明。

第一节 孕前保健

要生育健康聪慧的孩子，必须做好孕前保健。孕前保健是以提高出生人口素质，减少出生缺陷和先天残疾的发生为宗旨，为准备怀孕的夫妇提供健康教育与咨询、健康状况评估、健康指导为主要内容的保健服务。准备怀孕的夫妻要了解孕前保健内容、选择最佳年龄和时机怀孕、消除影响胎儿健康的因素、改善不利于怀孕的工作和生活条件、注意孕前饮食营养补充，为健康新生儿的出生做充分准备。

一、识别受孕过程和排卵期

（一）受孕过程

精子和卵子结合的过程叫做受精或受孕，受孕就是怀孕的开始。

（二）排卵期识别

正常育龄妇女每月只排一个卵子，有时卵细胞发育不好，不能受精，并且卵子存活时间较短，因此只有在排卵期性交，才有受孕的机会。排卵期识别方法主要如下。

1. 推算月经周期　如周期正常者，多在两次月经中间排卵。如周期后延者，排卵时间应在下次月经来潮前 14 天。

2. 宫颈黏液性状　排卵前 24 小时宫颈黏液量增多、透明无色、黏性很强、不易拉断。

3. 测量基础体温　月经周期分为卵泡期、排卵期、黄体期，基础体温也随之变化，排卵发生在最低温度者占 40%，发生在最低点后一天者占 30%，最低点前一天者 15%，尚有极少数发生在前后各两天。

根据上述三种方法综合考虑排卵期，在易受孕期性交就比较容易受孕。如一年仍未受孕，可到医院就诊。

（三）怀孕的最佳时期

据专家认定，受孕期应选择在男女双方结婚后，对性生活已初步适应并逐渐和谐后。当夫妇双方都感到体力充沛、精神饱满、性要求比较强烈时，说明已到了生物节律的高潮期，此时是怀上一个健康、聪明的孩子的适宜时期。

二、积极进行孕前健康检查

孕前健康检查指对准备怀孕的夫妇在计划受孕前进行的一系列保健服务，包括病史询问、孕前医学检查和咨询指导。通过孕前相关检查，可以了解夫妇健康状况，发现可能影响生育遗传、环境、心理和行为等风险因素，经针对性咨询指导，采取相应的预防措施，指导准备怀孕的夫妇从身体、心理、营养、行为方式等多方面做好准备，在最佳状态和最适宜的时机受孕，避免和降低出生缺陷和不良妊娠结局的发生风险，为生育健康的孩子打下坚实的基础。

生育一个健康的孩子是每个家庭的愿望，但是有很多夫妇往往从发现孕妇怀孕后才开始注意对胎儿的保护，孕期保健从孕中期才开始。预防出生缺陷的关键期在孕前和孕早期，从准备怀孕开始，就应有意识地为生育一个健康的孩子做准备，可以避免因为在不适当的时间受孕而必须人工终止妊娠的风险。因此，准备怀孕的夫妇，最好都能接受孕前健康检查。

三、做好孕前心理准备

生育孩子是人生中的一件大事。为了孩子的健康、家庭的幸福，在怀孕之前，夫妻双方要考虑到为人父母所需要面临的情绪和生活方式问题，在大部分问题上达成一致，并认真讨论存在的分歧，从心理上做好准备迎接孩子的来临。

在健康教育人员或医生的帮助下，夫妇在决定妊娠前要明确以下问题和要点。

（一）共同决定生育计划

在怀孕之前需要确定男女双方都决定了要为人父母，并愿意承担相应的责任。若只有一方想要孩子时，夫妻之间的感情就会受到影响，这种矛盾会延续到家庭生活的各个方面。例如有的家庭并非夫妻想要孩子，而是双方父母想要，这种情况也常造成小家庭生活的不和谐。如果夫妻双方在是否怀孕和怀孕时间上存在分歧，应该坐下来耐心而坦率地沟通这个问题。最好在家人达成共识以后，再开始尝试怀孕，这样可以减少家庭矛盾或不得已的人工流产。

（二）调整学习和职业规划

孩子的到来会给夫妇的工作和学习带来不同程度的影响。怀孕前，应仔细考虑怀孕、生产及以后的抚养会怎样影响夫妇双方的学习和职业规划，做出相应调整。对很多女性而言，如何在职业发展和生育中找到一个平衡点是需要面对的现实问题。生育对男性的工作或学习影响相对较小，但作为家庭的核心成员之一，丈夫在学习或工作之余也需要抽出时间照顾家庭、陪伴妻子，保障妻子有一个良好的心理状态。因此，在决定生育之前，夫妻双方应好好权衡生育与工作或学习可能存在的冲突，以免日后发生矛盾。此外，在计划怀孕之前了解政府和工作单位为育龄夫妇提供何种优惠是很重要的。如果母亲从事专职工作，在孩子出生后计划重返工作岗位，就很需要了解一下单位的产假制度、劳动法等一系列法律，保护自己的权利。

（三）确定孩子的养育方式

夫妻两人准备要孩子时，要认真考虑是否有能力抚养好下一代，这里的能力不光指经济上的能力和实力，还包括心理和知识方面的准备、对相关生育知识的了解。生育一个孩子涉及怀孕、分娩、喂养、教育等多方面，需要夫妻两人倾心付出，甚至需要做出一些牺牲。不要等到怀孕了，甚至孩子已经降生了才来考虑养育子女问题，否则夫妻两人会变得手忙脚乱。给未来的孩子怎样的教育方式，谁来负责孩子的日常起居和喂养，给孩子怎样的童年，如何跟孩子相处，夫妻两人想成为什么样的父母，这些都是在怀孕前就要考虑好的问题。

（四）树立"男孩女孩都可爱"的观念

很多人对未来孩子的性别，都有自己的期望。在我国一些地区，重男轻女的思想仍然十分严重。怀孕前后过于关注孩子的性别，会导致心情紧张、焦虑和不安，影响受孕和怀孕后母子的健康状况。其实，无论男女，孩子都是上天给予夫妇最好的礼物。

（五）保持良好的情绪

许多人在妊娠前后会有剧烈的情绪波动，持久、严重的不良情绪会对妊娠造成不好的影响。夫妇双方或一方受到较强的不良精神刺激，都会影响精子或卵子的质量，进而影响授精受孕。不良的精神刺激和焦虑、抑郁情绪在妊娠早期会影响孕妇体内的激素分泌，使胎儿不安、躁动，影响胎儿的生长发育，甚至发生流产。因此，夫妻双方在心绪不良、忧郁苦闷、关系紧张时都不宜妊娠，应该等双方心情都比较愉快时再做生育决定。

四、做好孕前经济准备

养育一个孩子的开销很大，经济条件是生育的基础，从准备怀孕开始就会有不小的花销，怀孕、分娩、养育的开销更大。如果对此没有充分的准备，难免到时会手忙脚乱、心绪不宁；家庭支出捉襟见肘时，会诱发家庭冲突，对夫妇生理和心理产生不良影响，影响生育质量。因此，怀孕之前，夫妻双方应对家庭经济状况作出准确的评估及相应的调整，合理安排好家庭的支出计划，并了解当地与生育相关的政策，包括计划生育技术服务、孕前保健、生育保险、产假、哺乳假等方面。此外还应了解当地围产期保健、分娩、婴儿护理所需费用，是否可由医疗保险负担其中部分费用。这样，有助于夫妇二人计算整个生育的花销，做好支出预算。

五、做好孕前生理准备

（一）保持健康体重

肥胖或体重过低都会影响内分泌腺体功能，影响精子和卵子的发育、成熟，降低生殖能力。夫妇在妊娠前发现自己肥胖或体重过低时，应注意排查引起肥胖或体重过低的病理因素，如结核病、甲状腺功能亢进、肿瘤、糖尿病、库欣综合征、多囊卵巢综合征等。如果排除了疾病因素，就需要咨询营养师，通过改变饮食习惯，并做适当运动，尽量在妊娠前把体重调整到正常范围。

（二）预防贫血

怀孕前，贫血可降低性腺功能，影响精子和卵子质量。怀孕后，贫血对胎儿及孕妇影响也较大，可使早产、低出生体重儿、死胎或胎儿窘迫的发生率增加。同时，孕妇易发生贫血性心脏病等疾病。贫血的孕妇产后恢复慢，抵抗力降低，容易发生感染、伤口愈合不良或产后出血。因此，从考虑生育时，夫妇双方都应该先检查有无贫血，若患贫血，应积极治疗，待贫血纠正后再妊娠。需要注意的是，纠正贫血需要一段时间，尤其是慢性贫血。

（三）控制慢性病

患有心脏病、肾疾病、高血压、糖尿病、哮喘、甲状腺疾病等慢性病，都可能会对性腺功能产生影响，对精子和卵子的生成发育造成不良影响。患有上述慢性病的女性患者妊娠时，对胚胎有不良影响，会引起流产、早产、胎儿发育不良，甚至死胎、死产。同时对患者本身而言，也可能因妊娠加重病情。

（四）合理用药

药物在人体内代谢是需要一定时间的，有些药物代谢、排泄速度比较慢，如果孕前较长时间使用，到怀孕时可能体内还有一定药物残留，因此如果准备怀孕，最好提前几个月避免使用药物。不少人错误地认为中药都是纯天然的药物，而忽视其毒性作用，还有人认为非处方药就是安全的药，可以随时使用。实际上，有些中草药和非处方药也有影响生育质量的副作用，不能掉以轻心。如必须用药时，应在医生指导下权衡利弊再使用。

（五）及早发现精神疾患

精神疾病如精神分裂症大多有明显的遗传倾向。父母一方患病，子女的患病率可达 20% ~ 40%；父母双方均患病，子女的患病率可高达 40% ~ 80%，而一般人群只有 0.5%。如果治疗期间怀孕，疾病本身和药物都可能会对生殖细胞、胎儿产生不良影响。患有精神疾病时往往不宜生育。如果渴望生育，建议咨询专科医生，在有经验的精神科医生及妇产科医生的指导下慎重决定是否生育或者选择合适的生育时机。

（六）谨防感染性疾病

夫妻一方查出肺结核，服药期间暂不宜妊娠。夫妇准备怀孕前应检查肝炎病毒抗体，排除隐匿性肝炎病毒感染；患急性肝炎痊愈后应在2年后再妊娠。女性肝功能不良者应暂缓怀孕或在肝病和产科医生的监护下妊娠。

女性在怀孕早期感染了风疹，危害最大的是胎儿，可导致胎儿先天性白内障、先天性心脏病、耳聋等，几乎全身各种器官及系统都会受到损害，即先天性风疹综合征。因此，准备怀孕的妇女要在孕前进行风疹病毒抗体检测。如果风疹病毒抗体阴性，建议接种风疹疫苗，接种疫苗后3个月内应避免妊娠。疫苗注射有效率在98%左右，可以达到终身免疫。

女性孕早期感染巨细胞病毒可能导致胎儿先天性智力低下、先天性耳聋等。计划妊娠时，妇女应在孕前3个月进行巨细胞病毒筛查，在医师指导下怀孕。

生殖道感染是育龄妇女常见感染性疾病，包括细菌性阴道炎、滴虫性阴道炎、盆腔炎、生殖道衣原体感染等。女性患生殖道感染如在孕前不及时发现和治疗，怀孕后可引起异位妊娠、流产，还可导致死胎、早产。沙眼衣原体感染还可能引起新生儿眼疾。此外，男性患生殖道感染，如尿道炎、前列腺炎、精囊炎、附睾炎和睾丸炎等，会直接影响精子质量，甚至引起不育或者妻子流产。经过规范治疗，大多数生殖道感染可在短期内治愈。因此，夫妇应在准备怀孕前检查是否患有生殖道感染。若已感染，应治愈后再怀孕。

性传播疾病是指可以通过性交和类似行为传染的疾病，我国重点防治的性传播疾病包括获得性免疫缺陷综合征、梅毒、淋病、软下疳、性病性淋巴肉芽肿、非淋菌性尿道炎、尖锐湿疣和生殖器疱疹。性传播疾病对成年人、胎儿、婴幼儿的健康都有较大的危害，是造成不孕不育、宫外孕、死胎、流产、早产和胎儿畸形的重要原因之一。性传播疾病的传染途径除性交外，还包括日常生活的密切接触或医源性接触（如输血）等。如果怀疑自己患有性传播疾病，那一定要到专科医院进行检查，排除性传播疾病或在性传播疾病治愈后再准备生育。

六、关注孕前营养

（一）均衡营养

孕前良好饮食习惯的形成有助于营养平衡，为妊娠做好充分的营养准备。《中国居民膳食指南（2016）》指出，合理的饮食包括：食物多样，谷类为主；吃动平衡，健康体重；多吃蔬果、奶类、大豆；适量吃鱼、禽、蛋、瘦肉；少盐少油，控糖限酒；杜绝浪费，兴新食尚。具体饮食建议如图4-1-1。

（二）防止过量补充维生素A和维生素D

随着生活水平的提高，很多人喜欢补充鱼肝油制剂，但不知并不是所有的营养素都越多越好。鱼肝油中富含的维生素A和维生素D是脂溶性维生素，由于排出率不高，大量摄入在体内蓄积易引起中毒。常见症状是头痛、食欲降低、呕吐等。

维生素A的补充超过3 000 µg/d可导致自发性流产和先天畸形。摄入普通食物一般不会引起维生素A过量，绝大多数为过多摄入维生素A浓缩制剂或食用狗肝、熊肝或鲨鱼肝引起。

妊娠期过多摄取维生素D可引起新生儿低出生体重，严重者有智力发育不良。维生素D的每日补充量不要超过20 µg（800 IU）。预防过量的维生素D中毒最有效的方法是避免长期大剂量服用鱼肝油制剂。

（三）其他

除以上需要注意的事项外，准备生育的夫妇还应注意，尽量不要摄入生的食品，少吃高脂、高糖、高盐食物，少吃烟熏、腌制、

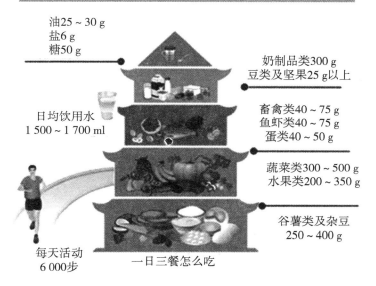

图 4-1-1　中国居民膳食宝塔

引自《中国居民膳食指南》2016

酱制食品，少吃含食品添加剂较多的食品，少喝咖啡或含咖啡因的饮品，少喝碳酸饮料，培养健康的饮食习惯。

七、重视孕前行为方式改变

孕前的行为方式与受孕能力、胎儿质量关系十分密切。这些行为方式贯穿于日常的生活之中，希望计划妊娠的夫妻双方都要对此给予足够的重视，做到以下几个方面：不吸烟、不饮酒、远离毒品和成瘾性药品、少蒸桑拿、衣着宽松、少用化妆品、保持良好卫生习惯、注意口腔卫生、避免电磁辐射、适量运动。

八、改善孕前环境

环境优劣与生殖健康的关系十分密切，生活及工作环境中的不良物理、化学和生物学因素可导致不孕、流产和出生缺陷等后果，而良好的生活和工作环境有利于精子、卵子处于最佳状态，从而为诞生一个健康的新生命奠定基础。备孕期间要注意避免接触有毒有害物质、宠物、微波辐射，尽量少用洗涤剂，保持居室通风，避免装修污染，远离噪声。

第二节　胎儿期

一、胎儿期特征

1. 致畸敏感期　从受精卵迅速分化，到初具人形的阶段称为胚胎发育期，通常是指受精后的前 8 周。第 3 ~ 8 周是胚胎细胞高度分化期，是器官形成的阶段，对大部分致畸因子高度敏感。此期易受环境不良因素的干扰和影响，发生发育缺陷和畸形，称为致畸敏感期。

2. 生长发育迅速　从第 9 周开始到婴儿出生为止为胎儿期，此期胎儿组织、器官迅速生长，生理功能逐渐成熟。

二、胎儿期保健要点

（一）孕早期保健要点

1. 及早确认妊娠　受孕后第 3 ~ 8 周，胚胎特别容易受化学物质作用诱发畸形，各种不同的器官形成期对化学物质的易感性相对较短，同一致畸物作用于妊娠的不同阶段可诱发不同类型的畸形，应及时进行早孕诊断，及早对胚胎进行保护。

2. 避免接触危险因素，保护胚胎　在确定妊娠后，要避免接触有害化学物质，以及噪声、高温、射线等有害物理因素，预防孕妇患感染性疾病，谨慎用药。动物实验、临床报告及流行病学研究，将对胚胎及胎儿发育有影响的药物分为3类：第一类是肯定的致畸药物，如抗癌药物和性激素；第二类是可能致畸的药物，如某些抗癫痫药、抗甲状腺药和降糖药、镇静药；第三类是对胎儿有潜在危害的药物，如某些抗生素、皮质激素等。

3. 及早进行第一次产前检查　在确认妊娠后，就应立即进行第一次产前检查，通过全面询问病史和全身体格检查、化验等，了解母亲全面的健康状况，及早发现夫妇双方有无遗传病史或家族史，是否有心、肝、肾等主要脏器疾病或病史，是否有贫血、高血压等疾病，并针对不同情况及时采取措施。

4. 警惕异位妊娠　近年来，异位妊娠的发病率逐年升高，因贻误治疗时机丧生的事例时有发生。育龄妇女在早孕闭经后如出现阴道流血或伴有腹痛，应及时就诊，内外科医师也要对此提高警惕，避免贻误治疗时机。

（二）孕中期保健要点

1. 系统产前检查　孕中期要定期（每月1次）进行产前检查，检查内容包括体重、胸围、宫高、血压、尿常规、胎方位、胎心等，还要绘制妊娠图，筛查有无对妊娠结局、母婴健康不利的因素，尤其是妊娠合并症及并发症。

2. 营养指导　进入孕中期，胎儿生长发育增快，准妈妈也逐渐适应了孕期的身体变化，身心安宁、食欲旺盛，对各种营养素的需求量显著增加。这个时期是准妈妈补充营养的良好时机，但是应该注意避免饮食过量、增重过多。建议增加鱼、禽、瘦肉、海产品的摄入；适当增加奶类的摄入；常吃含铁丰富的食物；进行适量身体活动，维持体重的适宜增长；戒烟、禁酒，少吃刺激性食物。孕中末期膳食营养的具体要求见图4-2-1。

3. 监测胎儿的生长发育　在孕中期要注重定期监测胎儿的生

孕中、末期妇女平衡膳食宝塔

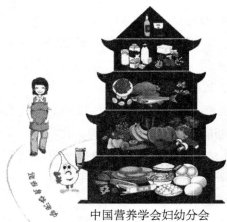

油20～25 g，盐6 g

奶类及奶制品250～500 g
大豆类及坚果60 g

鱼、禽、蛋、肉类（含动物内脏）200～250 g
（其中鱼类、禽类、蛋类各50 g）

蔬菜类300～500 g，（绿叶菜占2/3），水果类200～400 g

谷类、薯类及杂粮、豆类350～450 g（杂粮不少于1/5）
适量饮水

中国营养学会妇幼分会

图4-2-1　孕中、末期妇女平衡膳食宝塔
引自《中国居民膳食指南》（2016）

长发育，既要防止胎儿生长发育过缓，又要防止其发育过度。一般通过妊娠图、超声检查等方式来测量胎儿的生长参数，如双顶径、腹围等计算预测胎儿的体重。孕妇体重的增长也间接反映胎儿的发育状况，准妈妈们可以在家自己进行测量。整个妊娠期增长体重的平均值为 12.5 kg，从孕中期起每周增长应为 0.3 ～ 0.5 kg。增重过多或过少，都须做进一步检查。

4．适量运动　运动能帮助准妈妈放松心情，增加腹肌、腰肌、盆底肌的力量，改善背痛，增加产力，有助于顺利地自然分娩。运动还能增加肠蠕动，改善便秘症状，促进全身血液循环，减轻水肿。适合准妈妈的运动有散步、游泳、低强度的有氧操、跳舞、瑜伽等。最佳运动时间为每周 1 ～ 3 次，逐渐增加至每周 4 次以上，每次锻炼时间持续 30 ～ 40 min，可根据不同的运动方式及自身状态随时调整。无论采取何种运动形式，运动强度都应控制在轻至中度，以运动后不感觉疲劳为宜。

5．先天异常的筛查　对于有医学指征需要进行产前诊断者，孕中期是进行羊水穿刺的最佳时机，取羊水细胞经过培养后进行染色体核型分析，可以诊断胎儿是否患有染色体病。检测羊水中或母体血液中的甲胎蛋白对诊断神经管畸形有特殊价值。

（三）孕晚期保健要点

1．按时进行产前检查　孕28～36周期间需要每两周来医院检查1次，36周后需要每周做1次产前检查。如果发现异常情况，应随时去医院检查，确诊为高危孕妇的准妈妈应遵医嘱增加检查的次数。孕晚期产前检查内容包括询问饮食、睡眠、胎动情况，以及有无头痛、水肿、腿抽筋、腹痛、阴道出血及流水等情况；测血压、体重，及早识别妊娠期高血压综合征等疾病；测量子宫底高度、腹围，绘制妊娠图；检查胎位，注意胎先露是否入盆；听胎心，检查下肢有无水肿等。

2．营养与饮食　孕晚期妇女平衡膳食宝塔与孕中期相同，每类食物的量可参考上限。同时应注意多补充优质蛋白，但不能单纯追求高蛋白，否则会影响准妈妈的食欲，增加胃肠道负担，并影响其他营养物质的摄入；多吃富含钙的食物，但也不能盲目补钙，过量服用钙片、维生素D等，这不利于孩子的健康发育；少吃能量高的食物，避免体重增长过多、过快；多补充含铁、维生素B_{12}丰富的食物，为胎儿储备一定量的铁，同时代偿分娩时失血造成的铁损失；进行适量的身体活动，维持体重的适宜增长，注意监测体重增长，每周不应超过0.4 kg；控制盐和水分的摄入。

3．心理健康指导　孕晚期准妈妈应坚持参加孕妇学校有关自然分娩、母乳喂养、新生儿保健等课程的学习；通过多种途径了解临产前后的科学知识，做好积极的物资和心理准备；随时调整自己的心态，学会释放心中的各种担心、焦虑和烦恼，多和家人、朋友及其他准妈妈、新妈妈交流；孕晚期还在工作的准妈妈，应提前安排好产前、产后的休假事宜。

4．做好分娩准备　预产期快到了，准妈妈应注意休息、避免重体力劳动、预防早产。准妈妈、准爸爸要随时做好入院及分娩的准备。每个医院的急诊流程、住院环境及制度各不相同，准妈妈、准爸爸要做到心中有数，在临产或破水时不要慌张。

第三节　新生儿期

一、新生儿的特点

胎儿从脱离母体到满 28 天称为新生儿期，此期是人类死亡率最高的阶段。新生儿为了适应新的环境，在这期间身体内部不断起着一系列变化。

（一）最初几日的特点

1．皮肤　皮肤看起来皱巴巴的，有些有脱皮、红点和斑点（由摩擦、挤压、冷空气刺激引起）、皮疹、胎记，多数无须治疗可自行消失（退）。手脚寒冷容易发青。

2．吸吮小泡　许多婴儿上下嘴唇中间都有小泡，为清亮或白色的肿物。有些小泡坚硬，有些松软，有些表面粗糙，有些光滑。小泡是由于喂养的体位和喂养时吸吮动作而致，属正常现象，会慢慢消失。

3．新生儿黄疸　黄疸最初会出现于面部、胸部和腹部、四肢，轻微的黄疸不会有太大危害，超出正常范围属于疾病，应及时与儿科医生沟通。

4．乳房　乳房暂时性增大，男女都可能出现，通常不超过 1周，不要挤压。有些孩子甚至出现微量乳汁，女孩会有假月经出现。

5．头部　新生儿的头顶前部和枕部中央有前后两个缝隙，呈长菱形，开放而平坦，叫囟门，大多可以摸到搏动。父母注意保护孩子的囟门，不要让它受到碰撞。

6．腹部　饱餐后圆溜溜地膨出，两次喂奶间腹部柔软。

7．四肢　双手握拳，四肢短小，并向体内弯曲。有些婴儿出生后会有双足内翻、两臂轻度外转等现象，这是正常现象。

（二）新生儿期生长发育

1．新生儿体格发育水平　新生儿出生时体重、身高、头围参考值见表4-3-1。出生后至出生后 3 ～ 7 天生理性体重下降，下降幅度不超过出生体重的 7%。接下来一周体重恢复，并开始快速成长。

表4-3-1　新生儿体格发育水平

指标	男婴	女婴
出生体重（kg）	2.5 ～ 4.4	2.4 ～ 4.2
出生身高（cm）	46.1 ～ 53.7	45.4 ～ 52.9
出生头围（cm）	31.9 ～ 37.0	31.5 ～ 36.2

注：引自中国儿童早期发展系列科普《读物读懂你的孩子：送给 0 ～ 1 岁婴儿妈妈的礼物》

2．反射行为　在生命的最初几周内，新生儿的身体活动主要是原始反射。

（1）觅食反射、吮吸反射和吞咽反射：对醒着的新生儿，当你用手指或乳头抚弄其面颊时，会转头、张嘴，并有吮吸、吞咽动作。

（2）跟踪反射、瞳孔反射和眨眼反射：婴儿出生 12 ～ 24 h 后，眼睛会转向光源；对着强光会眨眼且瞳孔变小；强的响声还可使其停止吮吸动作。

（3）抓握反射：触摸新生儿的手掌时，其会握紧拳头。

（4）惊跳反射：当新生儿受到突然的刺激如响声等，就会双臂伸开、双腿伸开、手指张开、背部伸展或弯曲，以及头朝后仰又迅速收回，这是一种全身动作。

（5）踏步反射。托着新生儿的腋下让其光脚接触平面，其会做迈步动作。

3．意识状态、睡眠状态、清醒状态　随着时间推移，新生儿会逐渐形成哭泣、睡觉、吃、玩的相对稳定规律。

4．动作　新生儿有笨拙、颤动的手臂动作，可以将手举至视线范围，也可以送到嘴边；失去外界支撑时，头会后仰；双手握拳；有强烈的反射动作（突然挪动或强烈的声响很容易令他受惊）。

5．视力

（1）新生儿聚焦范围有 20 ~ 38 cm，眼神游移，偶尔会对眼，喜欢黑白色或对比强烈的图案，最喜欢看的图案是人脸，眼前出现人脸会专注地看。

（2）视觉经验：图案的对比越强烈，越能吸引婴儿，婴儿最喜欢红色。

（3）母子眼神的交流：喂奶的时候，孩子会一边吃奶一边用眼睛直视着妈妈的眼睛，除了喂奶，母亲应经常和孩子进行视觉交流。

（4）目光追随玩具：让孩子仰卧在小床上，在小床上方悬挂一个较大的色彩鲜艳的响声玩具。妈妈在旁边说："孩子看看，漂亮的玩具"，并用手使玩具发出声响。当孩子用眼睛去看这个悬挂的玩具时，再用手轻轻在水平面上移动玩具，诱导孩子目光来跟随移动的玩具。这个活动可逐步训练孩子学会用眼睛追随在视力范围内的移动物体，促进孩子的视觉发育。

6．听力　新生儿的听觉已完全成熟，能识别某些声音，听到熟悉的声音或人声会扭头去看。会密切注意人类的声音，对噪声敏感。能记住他们听到的一些声音，并会将头转向熟悉的声音和语言。可以在小床边挂色彩艳丽、可动、会响的玩具 2 ~ 3 个，促进婴儿听觉、视觉发展。

7．嗅觉　新生儿喜欢甜味，不喜欢苦味或酸味，能辨别出母亲的味道。闻到奶、香草、香蕉或糖的气味会深深吸气，闻到酒精或醋会皱鼻子。

8．触觉　对触摸和包裹的方法十分敏感，喜欢柔软而不是粗糙的感觉，不喜欢被粗鲁地摸抱。对护理有反应但不喜欢被过度把持。

在自然分娩中产道收缩，挤压胎儿，是一种对胎儿有益的身体接触，有利于新生儿神经系统的发育。出生后，母亲的身体接触，会让新生儿有很大的安全感。新生儿抚触是通过抚触者双手对被抚触者的皮肤进行有次序的、有手法技巧的科学抚摩，让大量温和、良好的刺激通过皮肤传到中枢神经系统，以产生积极的生理效应。母亲在抚触时，可以观察孩子的身体状况。最好在抚触的同时和孩子说话，不但能增加亲子间的互动，还能观察孩子的反应以及是否有听力问题。母亲在抚触孩子时，可以边抚触边说出身体各部位的名称，让孩子渐渐感觉这些部位，熟悉身体各个部位的名称。

9．性格　请看下面2个婴儿，第一个婴儿很安静，喜欢自己玩，他会默默地观察周围的一切，但很少要求别人关注他。他可以自己睡很久，吃奶的频率低。第二个婴儿很挑剔，容易受惊。不管醒着还是睡着的时候总是在动，他每天的睡眠时间比大部分新生儿少4 h，而且身边只要有风吹草动就会醒来。他似乎做什么事都很急，甚至吃奶都很快，狼吞虎咽的过程中会吞下大量空气，所以必须经常拍嗝。

这两个婴儿都绝对健康正常。没有谁更好，只是性格不同。你的孩子也会和这两个婴儿一样，早早地显示出很多独特的性格特质。发掘这些特质是最令人兴奋的事情。他是很活泼、很紧张，还是相对慢性子呢？他在面对新情境时，如第一次洗澡时，是胆怯还是很享受？可以从他入睡到哭闹的方式的每个行为中找出性格线索。

二、新生儿的保健要点

（一）认识孩子的独特性

孩子刚降生的前几天，你可能怎么看都看不够，无法移开视线。仔细观察，你可能从孩子的五官中找到自己的影子或者其他家庭成员的神韵。

可是要记住，不管有什么相似的地方，他都是独一无二的个体，并不是任何人的复制品。他还会有自己独一无二的个性，这种个性很可能在出生后立即展现出来。当他扭动或伸展身体的时候，只有他自己最清楚想要什么或有什么感觉。

有些婴儿从出生第一天开始就对尿湿或拉脏的尿布表现出零容忍，会立刻用大哭大闹抗议，直到有人乖乖地换掉尿布，把他喂饱，并轻摇他入睡。有的新生儿似乎根本不会留意尿布脏了，反而抗议有人给他换尿布，他们大概不喜欢屁股暴露在冷空气中的感觉。

努力调整心态，尊重孩子的个性，这是为人父母的重要工作。从孩子出生时就对他的独特性采取欢迎的态度，会帮助父母日后更轻松地接受长大成人的孩子。

（二）基本看护

1．母乳喂养　婴儿出生之后的 1 h 内，就可以开始母乳喂养了，要按需哺乳。通常新生儿每天需要 8 ～ 12 次母乳喂养，至少6 次小便，一般 3 ～ 4 次大便。体重增重要符合要求。

2．如何抱新生儿　避免头部左右晃动，无论竖直或平躺抱起，都要托住头部。

3．拍嗝、打嗝和吐奶（图 4-3-1）

（1）将婴儿竖直抱起在胸前，头靠在你的肩膀上，一手扶住孩子的头和背，另一只手在背部轻轻拍打。

（2）扶着婴儿坐在你的膝盖上，一手撑住婴儿的胸部和头部，另一只手在背部轻轻拍打。

（3）让婴儿趴在你的腿上，扶住他的头，让头略高于胸部，轻轻拍打背或者轻轻抚摸。

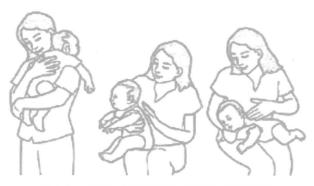

图 4-3-1　孩子吐奶时拍嗝、打嗝的正确姿势

吐奶是婴儿阶段的普遍现象，有时是吃的东西超出了胃容量，有时是拍嗝和流口水引发，一般不必担心。注意正常吐奶和真正呕吐的区别，大部分婴儿甚至不会注意到自己吐奶，呕吐则不然，因为反应剧烈，常给婴儿带来很大的痛苦和不适，呕吐一般在进食后不久发生，量比平时吐奶多。

4．婴儿哭闹　解决婴儿哭闹问题的最好办法是迅速回应。这么小的孩子是不会被宠坏的，应该给予足够关注。婴儿时期，如果得到足够的注意和关爱，成年后就会比较独立，拥有较强的人际交往能力。反之，如果没有得到家人的抚慰和关注，长大后容易出现两种心理障碍，一种是过于追求关爱的感情饥渴，另一种是冷漠的性格。

家长在孩子哭闹时注意要首先解决其冷、饿、尿片湿透了、不适等迫切需求，然后轻摇、轻轻抚摸头或拍打后背、前胸。可以用婴儿毯将他舒服地裹起来，还可以用轻声的话语和孩子交流，放些

123

轻柔音乐，也可以抱着他走动、拍嗝、洗热水澡等。

5. 帮助婴儿入睡 睡觉姿势应采取仰卧位；培养晚上睡觉白天玩耍；夜间喂奶尽量保持安静，不开灯，减少入夜后换尿片的频率；夜间喂奶后不要跟他玩，立刻放回睡觉；如果白天睡觉超过3~4 h，特别是傍晚前，应提前叫醒，跟他玩一会儿；要注意培养固定的睡前仪式——洗澡、放松、喂奶——传达开始睡觉的信号。

6. 排便、排尿 出生后几日内排出黑绿色、黏稠胎粪，继而转变为淡黄色黏稠状。刚出生第一周，每天至少大便一次；排尿次数多、间隔短，具体因人而异，一般1~3 h一次，一天4~6次，黄色或深黄色。

7. 护理小肚脐 胎儿发育的整个过程中，脐带是将母亲体内的氧气和营养物质传送给胎儿的唯一途径来源。肚脐是脐带唯一的可见残留物，是新生儿重点保护区。

（1）用75%乙醇棉球，从脐带根部向周围皮肤擦洗，不可来回乱擦。

（2）脐带一般在出生后7~10天脱落，脱落过程大致为：脐带残端先是变硬、变黑，会时常与尿布或衣服发生摩擦；然后，脐窝内会有少许出血、少量清亮的渗液；最终，脐带残端脱掉，形成肚脐。有时肚脐向内凹陷，有时向外凸出。肚脐形成的最终形式与其周围肌肉的附着方式有关，而与脐带的结扎方法无关。

（3）发现有脓性分泌物而且周围皮肤红肿等现象，应及时到医院处理。

8. 皮肤保养 通常不需要使用任何润肤液、婴儿油或爽身粉。

9. 穿衣服 同等温度下，婴儿的衣物应该比成人觉得舒适的衣物厚度多一层。

（三）安全检查

1. 汽车安全座椅 质量认证，正确安装。

2. 洗澡 注意温度、防滑倒。

3．预防窒息　不给婴儿涂抹爽身粉，婴儿床上不放置小物品（安全别针、玩具小零件）。千万不要将塑料袋或塑料包装放在婴儿能拿到的位置，不让婴儿俯卧睡觉。

4．看护　不单独留婴儿在家中、院里、车上。

5．项链和细绳　不在婴儿床上系细绳，不将奶嘴及其他物品挂在婴儿的脖子上，不给婴儿佩戴项链及其他挂在脖子上的饰物，不给婴儿穿带抽拉绳的衣服。

6．摇晃　避免剧烈摇晃婴儿头部，抱着婴儿的时候，始终用手托着头、颈部。

（四）药物使用

新生儿各脏器发育尚未完全成熟，某些药物在体内蓄积可发生副作用，因此哺乳期母亲用药应考虑对新生儿的影响。新生儿用药须遵医嘱。

（五）新生儿疾病筛查

1．听力筛查　尽可能早地发现先天性听力障碍的新生儿，使其在语言发育关键年龄前能得到适当干预，降低语言发育损害。新生儿生后48 h后，由新生儿医师或产科医护人员进行听力筛查，并出具听力筛查报告。未通过者需要在生后42天回产院复查，仍未通过者须转至听力诊断机构进一步诊治。

2．遗传代谢疾病筛查　目前我国筛查的遗传代谢疾病主要有苯丙酮尿症和先天性甲状腺功能减退。在新生儿开奶72 h后，采足底血进行筛查。可疑异常者，通知家长在指定时间到诊断机构复查。

3．先天性髋关节发育不良　新生儿体格检查时须注意是否有先天性髋关节发育不良的症状，但新生儿期难以确定，在日后保健查体中应持续关注，可疑异常者在6个月内进行超声检查，确诊者将进行矫治。

（六）新生儿家庭访视

社区妇幼人员于新生儿出生28日内家访3～4次，高危儿应适当增加访视次数。访视的目的是早期发现病理性黄疸、感染、神经系统损伤、先天畸形等疾病，及时指导处理。

第四节　1～6 月龄婴儿

一、1～6 月龄婴儿的特点

（一）体格发育水平

1～6 个月是孩子身体发育最快的时期。具体体格发育水平的参考值见表 4-4-1。

表4-4-1　1～6个月婴儿体格发育水平

指标	月份	男婴	女婴
体重（kg）	1 个月	3.4～5.8	3.2～5.5
	2 个月	4.3～7.1	3.9～6.6
	3 个月	5.0～8.0	4.5～7.5
	4 个月	5.6～8.7	5.0～8.2
	5 个月	6.0～9.3	5.4～8.8
	6 个月	6.4～9.8	5.7～9.3
身长（cm）	1 个月	50.8～58.6	49.8～57.6
	2 个月	54.4～62.4	53.0～61.1
	3 个月	57.3～65.5	55.6～64.0
	4 个月	59.7～68.0	57.8～66.4
	5 个月	61.7～70.1	59.6～68.5
	6 个月	63.3～71.9	61.2～70.3

指标	月份	男婴	女婴
头围（cm）	1 个月	34.9 ～ 39.6	34.2 ～ 38.9
	2 个月	36.8 ～ 41.5	35.8 ～ 40.7
	3 个月	38.1 ～ 42.9	37.1 ～ 42.0
	4 个月	39.2 ～ 44.0	38.1 ～ 43.1
	5 个月	40.1 ～ 45.0	38.9 ～ 44.0
	6 个月	40.9 ～ 45.8	39.6 ～ 44.8

注：引自中国儿童早期发展系列科普读物《读懂你的孩子：送给 0 ～ 1 岁婴儿妈妈的礼物》和卫生健康委员会（原卫生部）儿童保健技术规范

（二）语言发育

婴儿在 1 个月的时候就很容易被逗笑，到了 3 个月的时候，已经能发出快乐的笑声，且能不断地咿呀学语了。他可以发两个音节的声音，还能朝向发出声音的方向扭头，发脾气时哭声会比平时大很多。到了 6 个月的时候，婴儿能无意发出"爸""妈"等音，发出的声音变得比较复杂，好像在学说话。

（三）动作发育

婴儿出生后动作发育就处于活跃阶段，可以做很多动作，特别是面部表情随着月龄的增加，将会变得丰富。婴儿出生 1 个月以后，俯卧时下巴可以离开床，但不能太久。到 2 个月时，婴儿就可以用小脚踢东西了，还可以无意识地抓握一会儿玩具，头随意地转动，把玩自己的小手等。到 3 个月时，孩子俯卧后，下巴和肩就都能离开床了。再长大一点，婴儿渐渐能从抬头、翻身，到会独坐片刻；在大人扶着站立时，两腿会有跳的动作，也有了爬的愿望。

（四）感知觉发育

1 ～ 3 个月的感觉发育也有了迅猛的变化，2 个月时婴儿眼睛就可随着周围物体的运动而左顾右盼；会认真地听周围人的讲话声，并能发出咕咕的声音。到了 3 个月的时候婴儿对颜色也有了辨识的能力，特别是红色和黄色。6 个月时，婴儿的视力约为 0.05。当婴儿坐着时，身体能够随着头和眼睛转动，对鲜艳的目标或玩具，可注视半分钟，而且有较好的手眼协调能力，能伸手拿到眼前的玩具，如在婴儿床上方挂着的小吊球。此时，婴儿能理解成人对他说话的态度，可以感受到愉快或不愉快的感情，会用身体动作表示喜好。

二、1 ~ 6 个月婴儿保健要点

（一）营养与喂养

1．坚持纯母乳喂养　6 个月前应坚持纯母乳喂养，即使在分娩后由于母亲生病等原因先给孩子吃了奶粉，也是可以实现纯母乳喂养的。可以在每次喂奶时先喂母乳，母乳不够的时候再添加配方奶。建议用杯子喂配方奶，以免孩子吸了奶瓶后，不愿意吸母亲的乳头。妈妈们要注意，纯母乳喂养的孩子不用喝水，如果天气炎热，孩子出现口唇干燥现象，可以用水湿润一下孩子的嘴唇。6 个月前，不要给孩子喝果汁和菜汁。

2．喂奶时间及次数　一般每次喂奶时间在 20 min 左右比较适宜，最好不要超过 30 min，如果发现 30 min 后婴儿还没有吃饱，应检查喂养姿势是否正确。关于喂奶的次数，不同月龄的婴儿喂养原则有差异：0 ~ 3 个月的婴儿应该按需哺乳，每天 8 次以上；3 个月后每 3 ~ 4 h 喂一次，每天 5 ~ 6 次。妈妈开始上班后，要做到每天哺乳不少于 3 次，以保持母乳的分泌量。妈妈们要学会在上班时抽空用吸奶器吸出母乳并妥善保存，保证母乳的质量。

3．是否添加辅食　6 个月前不要给孩子添加任何辅食，过早添加辅食会导致孩子营养摄入不足，发生食物过敏、过度喂养等情况。6 个月时，可根据孩子的具体情况，决定是否添加其他食物。

如果孩子进食时间规律，夜间不需喂奶，体重超过 6.5 ~ 7 kg，看到碗里的食物表现出想吃的欲望，可以考虑添加一些泥糊状食物。

4．正确判断孩子是否吃饱 孩子体重增长正常、睡眠状况良好、每天排尿 6 ~ 7 次以上，并有少量多次或多量一次的软便，提示奶量充足，孩子能吃饱。妈妈每日喂奶前有乳房充满感，喂奶时有下奶感，且能听到婴儿吞咽声，喂奶后感到乳房空而软，这也是孩子能正确吮吸的表现。

（二）正确处理尿湿疹

在孩子的腹股沟周围、大腿上部和屁股等部位的褶皱处会出现湿疹，妈妈们首先不要着急，要学着正确处理。用温水给孩子清洗皮肤，洗干净后，用软毛巾轻轻吸干水分，然后在发炎的地方涂上鞣酸软膏。妈妈们要注意，在给孩子洗澡后，不要马上给孩子的屁股涂爽身粉，因为爽身粉吸水后会糊在屁股上，更不利于皮肤保持干燥。

（三）促进情感、感知觉、语言和运动发育

按月龄结合婴儿能力训练，可促进婴儿感知觉、行为发育，提高婴儿神经心理的发育水平。父母可用温柔的声调轻轻地和孩子说话，表情要丰富，对孩子的啼哭要迅速作出反应，经常用抱抱、拍后背等方法抚慰孩子，表现出对孩子的关心。同时，要注意对孩子运动能力的训练。3 个月前可以通过玩具吸引等方式，训练孩子渐渐学会来回转头，双臂肘支撑，两手抚摸、抓握等，3 个月后可以慢慢训练翻身、前倾坐、扶坐、伸手取物、以物击桌、换手握物、以物对敲等动作。另外，在孩子 3 个月前，可以通过让孩子找声源、逗引其笑出声锻炼其语言能力，3 个月后可以经常在孩子背后叫其名字、训练孩子发出"ba""ma"音。

（四）重视疾病筛查与预防

家长要按计划免疫程序给孩子完成疫苗接种；培养婴儿良好的卫生习惯，每日洗澡，勤换衣裤，保持会阴皮肤清洁，避免泌尿系感染；学会识别一些常见病症，如孩子出现头总偏向一边、很少哭

闹、手攥得很紧、大便异常、髋关节发育不良、囟门早闭、对眼、鼻子堵、睡觉打鼾等，要及时去专业机构检查。

3 个月时如果孩子在以下 4 项中有 1 项有问题，可能预示孩子发育迟缓，父母应带着孩子到专业机构咨询：对很大声音没有反应；不注视人脸，不追视移动的人或物品；逗引时候不发音或不会笑；俯卧时不会抬头。

6 个月时如果孩子在以下 4 项中有 1 项有问题，也预示孩子发育迟缓，父母应带着孩子到专业机构咨询：发音少，不会笑出声；紧握拳不松开；不会伸手及抓物；不能扶坐。

第五节　7 ~ 12 月龄婴儿

一、7 ~ 12 月龄婴儿的特点

（一）体格发育水平

7 ~ 12 个月，爸爸妈妈一定会很惊讶，孩子身体的变化怎么这么快。是的，在这几个月里，孩子身体发育得特别快，具体体格发育水平的参考值见表 4-5-1。

表4-5-1　7 ~ 12个月婴儿体格发育水平

指标	月份	男婴	女婴
体重（kg）	7 个月	6.7 ~ 10.3	6.0 ~ 9.8
	8 个月	6.9 ~ 10.7	6.3 ~ 10.2
	9 个月	7.1 ~ 11.0	6.5 ~ 10.5
	10 个月	7.4 ~ 11.4	6.7 ~ 10.9
	11 个月	7.6 ~ 11.7	6.9 ~ 11.2
	12 个月	7.7 ~ 12.0	7.0 ~ 11.5

指标	月份	男婴	女婴
身高（长）（cm）	7 个月	64.8 ~ 73.5	62.7 ~ 71.9
	8 个月	66.2 ~ 75.0	64.0 ~ 73.5
	9 个月	67.5 ~ 76.5	65.3 ~ 75.0
	10 个月	68.7 ~ 77.9	66.5 ~ 76.4
	11 个月	69.9 ~ 79.2	67.7 ~ 77.8
	12 个月	71.0 ~ 80.5	68.9 ~ 79.2
头围（cm）	7 个月	41.5 ~ 46.4	40.2 ~ 45.5
	8 个月	42.0 ~ 47.0	40.7 ~ 45.5
	9 个月	42.5 ~ 47.5	40.2 ~ 45.5
	10 个月	42.9 ~ 47.9	41.5 ~ 46.9
	11 个月	43.2 ~ 48.3	41.9 ~ 47.3
	12 个月	43.5 ~ 48.6	42.2 ~ 47.6

注：引自中国儿童早期发展系列科普读物《读懂你的孩子：送给 0 ~ 1 岁婴儿妈妈的礼物》和卫生健康委员会（原卫生部）儿童保健技术规范

（二）语言发育

孩子从 7 月龄开始，会学着模仿父母的声音，尤其当父母给予孩子反馈，模仿孩子的发音时，孩子会更加积极地模仿父母声音。再长大一点，孩子慢慢学会叫妈妈、爸爸，还会说拿、走、灯等单字。当父母和孩子说："来，给爸爸（妈妈）"，孩子会把手中的东西给了父母。在父母的示范与教育下，孩子会按着父母说出的动物名称指出相应的图片。

（三）动作发育

7 月龄的孩子会从仰卧翻转成俯卧，双手扶着物体可以自己站立，也可以独立坐稳；开始学习手膝爬，这个时候父母也要有意识地训练孩子，可以在孩子面前稍远的地方放上玩具，锻炼孩子手膝爬去取玩具。从 10 月龄开始，孩子开始学会独自站稳，还可以扶着家具独立站起来再坐下，独走几步。

孩子的精细动作也开始快速发育，从逐渐会全掌接触并抓住小丸，慢慢学会试着把小丸装进小瓶；在手里拿着两块积木后会去试图取第三块，会对敲两手上玩具。孩子会用笔在纸上涂玩，还学会了用示指指向自己想要的物体。

（四）感知觉发育

7 月龄的孩子开始认生，能分清陌生人和熟人；会开始用发出声音等方式来表达自己想要某个东西。孩子开始能懂得父母的手势，如抱抱等，也会知道不赞同等面部表情，这个时候父母要多和孩子进行互动，促进孩子社交情感发育。从 9 月龄开始，孩子会学着模仿成人的动作，如拍手、再见、闭眼等；喜欢寻找藏着的玩具；在妈妈给穿衣服时，开始知道配合；会指认身体的某个部位。

二、7 ～ 12 月龄婴儿保健要点

（一）正确添加辅食

给孩子添加辅食的时间一般为 6 月龄，不能早于 4 月龄，也不宜晚于 7 月龄。给孩子添加辅食的原则为让孩子按其消化功能及营养需要逐渐适应辅食，在此基础上考虑食物多样化、均衡性、适量及个体化原则。

1. 先添加铁强化米粉　在给孩子添加辅食时，先添加铁强化米粉，然后依次逐渐添加菜泥、果泥、蛋黄、蛋羹、鱼泥等各类泥糊状辅食。

2. 从一种到多种　先试喂一种新食物，观察婴儿食后反应，让他适应后再试另一种，必须一种一种试。一种新食物一般须经 7 ～ 10 天才能适应。每次试喂新食物后密切注意消化情况，大便不出现异常情况再进行其他辅食的添加。单一食物逐次引入的方法

可帮助及时了解婴儿是否出现食物过敏及确定过敏原。

3．从少量到适量　添加新食物应从少量开始，逐渐增量。如添加蛋黄从 1/4 个开始，3 ～ 5 天渐渐增加到 1/2 个，再过 1 ～ 2 周增加到 1 个，使婴儿逐渐适应。

4．从稀到稠　即从流质开始到半流质再到固体。首先给孩子选择质地细腻的辅食有利于孩子学会吞咽的动作。随着时间推移，逐渐增加辅食的黏稠度，从而适应孩子胃肠道的发育。

5．从细到粗　开始添加辅食时，为了防止孩子发生吞咽困难或其他问题应选择颗粒细腻的辅食，随着孩子咀嚼能力的完善，逐渐增大辅食的颗粒。初喂孩子辅食时需要耐心，第一次喂固体食物时，有的孩子可能会将食物吐出来，这只是因为他还不熟悉新食物的味道，并不表示他不喜欢。当孩子学习吃新食物时，妈妈们可能需要连续喂孩子数天，使他习惯新的口味。

（二）注重与孩子的交流与互动，促进孩子情感发育

在孩子 7 个月后，家长要经常叫孩子的名字，孩子会辨别自己的名字，进而会说自己的名字，这样可以促进孩子的模仿与辨别能力；尽量减少母子分离，妈妈的照料是与孩子心灵的交流，会给孩子足够的安全感；在和孩子互动的过程中要表现出快乐情绪，这样孩子也会表现出同样的快乐情绪；多和孩子做游戏，在做游戏过程中多和其交流，多说话，促进孩子语言和动作发育；把镜子放到孩子面前，让孩子看着镜子里的自己，培养孩子的观察能力。

在孩子 10 月龄后，家长应该帮助孩子认识新的事物，多带孩子出去走动，指着新鲜的事物告诉孩子这是什么；家长在和孩子交流时要表现出充分的耐心，以尊重的态度来倾听、理解孩子的话语，当孩子做错事时，要温和地告诉孩子怎样做是对的，怎样是错的，不能指责；帮助孩子练习发音时，父母应重复孩子发出的声音，并让孩子观察自己的口型，鼓励并帮助孩子更好地发音；家长可以和孩子玩躲猫猫的游戏，培养孩子的探索精神。

（三）培养孩子的运动能力

7月龄后，家长要开始训练孩子学会独坐，并在坐着时能左右转动身子并保持平衡；先训练孩子腹爬，再训练孩子手膝爬，可以在孩子面前放玩具进行逗引；训练孩子自己用力站立，达到扶腋下可以站立10 s以上；锻炼孩子用拇指和示指拿大米等小物件，可以先给孩子示范，要特别注意不要让孩子把小物件往嘴里放；还可以通过训练孩子将物体放入盆内、放下一物再取一物来促进孩子精细动作的发育。

10月龄后，可以开始训练孩子跪位，达到直腰单跪的程度；训练孩子扶双手自己站立，并独站10 s以上；让孩子扶物行走或他牵一只手或让他牵一短棍行走，逐步达到扶他人一只手行走；孩子站在地上，家长可以在孩子面前逗引，促使其迈步行走，虽然孩子的动作不稳，但是对其意义很重大；孩子在围栏中，可扶住栏杆弯腰站起，再训练他不扶栏杆自己站起。

（四）重视疾病预防

家长要学会一些常见病症的识别，如孩子经常出现夜间觉醒、吸吮手指、咳嗽、异常尿色，以及有枕秃、多样皮疹和贫血症状等，要及时去专业机构检查。

8个月时如果孩子在以下4项中有1项有问题，可能预示孩子发育迟缓，父母应带着孩子到专业机构咨询：听到声音无应答，不会区分陌生人和熟人，不会双手传递玩具，不会独坐。

12个月时如果孩子在以下4项中有1项有问题，预示孩子发育迟缓，父母应带着孩子到专业机构咨询：不会挥手表示"再见"或拍手表示"欢迎"，呼唤名字无反应，不会用拇指、示指对捏小物品，不会扶物站立。

第六节 1~2岁幼儿

一、1~2岁幼儿的特点

（一）体格发育水平

到了幼儿期，孩子的生长速度没有那么快了，在 1~2 岁这 12 个月里，很多爸爸妈妈肉眼上可能不会发现孩子成长了。但是这个时期也要坚持给孩子测量体格指标，监测孩子的生长发育水平。1~2 岁幼儿具体体格发育水平的参考值见表 4-6-1。

表4-6-1　1~2岁幼儿体格发育水平

指标	月份	男婴	女婴
体重（kg）	13 个月	7.9 ~ 12.3	7.2 ~ 11.8
	14 个月	8.1 ~ 12.6	7.4 ~ 12.1
	15 个月	8.3 ~ 12.8	7.6 ~ 12.4
	16 个月	8.4 ~ 13.1	7.7 ~ 12.6
	17 个月	8.6 ~ 13.4	7.9 ~ 12.9
	18 个月	8.8 ~ 13.7	8.1 ~ 13.2
	19 个月	8.9 ~ 13.9	8.2 ~ 13.5
	20 个月	9.1 ~ 14.2	8.4 ~ 13.7
	21 个月	9.2 ~ 14.5	8.6 ~ 14.0
	22 个月	9.4 ~ 14.7	8.7 ~ 14.3
	23 个月	9.5 ~ 15.0	8.9 ~ 14.6
	24 个月	9.7 ~ 15.3	9.0 ~ 14.8

续表

指标	月份	男婴	女婴
身长（cm）	13 个月	72.1 ~ 81.8	70.0 ~ 80.5
	14 个月	73.1 ~ 83.0	71.0 ~ 81.7
	15 个月	74.1 ~ 84.2	72.0 ~ 83.0
	16 个月	75.0 ~ 85.4	73.0 ~ 84.2
	17 个月	76.0 ~ 86.5	74.0 ~ 85.4
	18 个月	76.9 ~ 87.7	74.9 ~ 86.5
	19 个月	77.7 ~ 88.8	75.8 ~ 87.6
	20 个月	78.6 ~ 89.8	76.7 ~ 88.7
	21 个月	79.4 ~ 90.9	77.5 ~ 89.8
	22 个月	80.2 ~ 91.9	78.4 ~ 90.8
	23 个月	81.0 ~ 92.9	79.2 ~ 91.9
	24 个月	81.7 ~ 93.9	80.0 ~ 92.9
头围（cm）	13 个月	43.8 ~ 48.9	42.4 ~ 47.9
	14 个月	44.0 ~ 49.2	42.7 ~ 48.2
	15 个月	44.2 ~ 49.4	42.9 ~ 48.4
	16 个月	44.4 ~ 49.6	43.1 ~ 48.6
	17 个月	44.6 ~ 49.8	43.3 ~ 48.8
	18 个月	44.7 ~ 50.0	43.5 ~ 49.0
	19 个月	44.9 ~ 50.2	43.6 ~ 49.2
	20 个月	45.0 ~ 50.4	43.8 ~ 49.4
	21 个月	45.2 ~ 50.5	44.0 ~ 49.5
	22 个月	45.3 ~ 50.7	44.1 ~ 49.7
	23 个月	45.4 ~ 50.8	44.3 ~ 49.8
	24 个月	45.5 ~ 51.0	44.4 ~ 50.0

注：引自中国儿童早期发展系列科普读物《读懂你的孩子：送给 1 ~ 3 岁幼儿妈妈的礼物》和卫生健康委员会（原卫生部）儿童保健技术规范

（二）语言发育

过了1周岁，孩子会说出几个简单的字、词，说出自己的名字，能指认熟悉的人或物品。再长大一点，孩子开始爱模仿成人的语言，可将2～3个词组合起来，能回答简单的问题，还能按照要求到指定的位置找到指定的物品。给孩子一本画册后，他能一页一页地翻看，尤其喜欢盯着漂亮插图看。

（三）动作发育

过了1周岁，孩子可以自己坐下或蹲下，独自站起，能爬到椅子上转身坐好；开始学习跑，最初可能经常会摔倒，家长不要过分制止，应在安全范围内让孩子慢慢学会跑；能拉着家长的手或扶着楼梯的扶手上楼；会独立平稳地行走，还能倒退着走；孩子会将2～3块积木垒起来；可以把瓶中的小丸倒出来，再捏起来装进去；会摇动拨浪鼓；能模仿画出简单的线条。再长大一点，孩子开始能控制走、跑的动作，不会经常摔倒了，会有意识地绕开障碍物；能双手扶栏独自上下楼，还能在楼梯台阶上往下跳；会坐在地上把球滚向对方，并能顺利接住对方滚过来的球；孩子能搭起来5～7块积木；能正确使用勺子；能粗略模仿不规则的圆形、竖线。

（四）感知觉发育

孩子喜欢单独玩耍或看着别人游戏；能记住自己喜欢和讨厌的东西；害怕陌生的环境和人，会很依恋熟悉的家人，也有了更加独立性表现，不愿意被大人搀扶或抱着。再长大一点，孩子开始有了初级的自我意识，知道哪些东西是自己的，也有了是非观，知道什么是对的、什么是错的；会观察他人的反应，并根据他人的反应来调整自己的行为；在游戏中会模仿大人的行为，如给娃娃喂饭、穿衣等；会开始学着帮忙做事，如把自己的玩具收拾好。

二、1～2 岁幼儿保健要点

（一）均衡营养，培养孩子良好饮食习惯

1．保证营养均衡

（1）1 岁至 1 岁半的孩子饮食安排建议如下：每天进食安排两餐主餐、2～3 次乳类与营养点心，餐间要控制零食；尽量母乳喂养到 2 岁，如果不能做到，每天应保证给孩子喝 500 ml 奶，不需要额外补充钙制剂；每天补充维生素 D 400～800 IU；每天要摄入动物性食品，建议每周吃 1～2 次动物肝或动物血制品、1～2 次鱼虾或鸡鸭、3～4 次红肉（包括猪肉、牛肉、羊肉等），每天吃肉的量约为 50 g，每天保证吃 1 个鸡蛋。

（2）1 岁半至 2 岁的幼儿每日饮食安排建议如下：动、植物油 75 g，1 个蛋，鱼虾肉、瘦畜禽肉等 50 g，蔬菜类 150～200 g，水果类 50～200 g，谷类 100～150 g，配方奶 500 ml。

2．培养良好饮食习惯

（1）1～2 岁的幼儿应分餐进食，鼓励幼儿自己进食，不能因自己吃饭脏乱而制止他尝试双手操作自己吃饭；

（2）不强迫进食，让幼儿自己决定进食量，进食时不要玩耍、看电视等，家长也不要追着喂食；

（3）固定就餐时间和就餐地点；

（4）不给孩子喝果汁，尽量用水果代替；

（5）家长不喜欢吃的食物也要做给孩子吃，并鼓励孩子吃；

（6）不以食物来奖励孩子的好行为，敦促孩子改变不良行为，防止孩子过度饮食导致肥胖。

（二）训练幼儿良好的生活习惯

1．帮助孩子停止吸吮　改善孩子吸吮习惯最重要的是不要理会，不能责骂、取笑、处罚，可以温和地提醒，分散幼儿注意力。

2．把握教孩子如厕的时机，培养坐便盆的习惯　家长不能过

早开始训练孩子如厕，一些国外专家建议孩子18个月后开始进行训练。家长也可以根据一些迹象来判断，当孩子出现以下迹象时，就可以训练孩子如厕了：孩子在白天时至少保持2 h不大小便，或小睡后仍然没有大小便；排便时间有规律；孩子可以遵从简单的指示，步行到卫生间，并在大人的帮助下脱衣服；孩子对被尿、便污染的尿布感到不舒服，并希望有所改变；孩子自己会要求如厕或使用便盆。训练孩子学习坐便盆时，家长可以让孩子看关于坐便盆的图画书，孩子这个阶段的模仿能力很强，会比较容易学会，还应注意不能久坐，坐便盆时家长要在旁边扶着或托着。

3．帮助孩子养成良好的睡眠习惯　①要确保孩子睡觉前拥有一个安静的环境；②应该固定孩子睡眠时间并长期坚持，建立健康的睡眠模式；③允许孩子在每天晚上入睡前把喜爱的东西带到床上，增加孩子的安全感；④要确保孩子感觉舒适，上床前尽可能满足孩子的要求，如喝水、如厕、开灯、房门微微打开等；⑤尽量不要和孩子同床睡，因为这样当孩子醒来后更难入睡；⑥当孩子抱怨或呼喊时，不要立即跑去他的房间，可以延迟几秒再去，提醒孩子这是睡眠时间，要好好睡觉，慢慢锻炼孩子的睡眠能力。

4．培养孩子良好的卫生习惯　家长可以从以下两个方面来帮助孩子养成清洁卫生习惯：一是给孩子建立清洁卫生的生活常规，如饭前便后要洗手、每天刷牙、饭后漱口、夏天每天洗澡洗头、经常剪指甲、勤换衣服、及时擦掉脸上的脏东西、及时擦鼻涕、自己坐便盆等。另一个是要注意培养孩子自己动手保持清洁卫生的能力，如学着自己漱口、洗手等。

（三）注重孩子的智力和运动能力的提高

1．语言能力的训练　对于1岁至1岁半的幼儿，家长应慢慢训练孩子学会能模仿成人发出3个音节、指出身体的5个部位、懂得一个命令并执行、分辨3种玩具、对着房间的实物正确指出。

对于1岁半至2岁的幼儿，家长应训练孩子学会看图说出

3～40个单词、说出自己的小名、能用两个词的语言来表达自己的愿望、模仿说一句儿歌、说3～4个字的句子。

2．认知、社会交往能力的训练　对于1岁至1岁半的幼儿，家长应慢慢训练孩子学会把瓶盖盖上（不需旋转）；孩子拿着圆形或方形木块，能放到相应的孔中，可以家长先做示范；能和成人一起有兴趣地玩；可以模仿大人做家务；可以按照指令给他人东西、称呼别人；知道2～3个亲人的称谓；可以用勺自己吃饭；帮孩子解开外衣扣子后，孩子可以按要求自己脱下外衣。

对于1岁半至2岁的幼儿，家长应训练孩子学会在6种不同的实物中按照指示正确挑出1种；教孩子怎么玩某个玩具后，孩子能记住并能自己正确地玩，并能记住之前教的方法；孩子可以自己穿脱鞋（可以不系带）；孩子洗完手后，会按照指示自己将手擦干。

3．运动能力的训练　对于1岁至1岁半的幼儿，家长应慢慢训练孩子学会独走2 m以上、自己从站位转移到坐位、不扶物下蹲取物、退步走、跑步、扶栏上楼、踢球、举手抛球、推动玩具汽车、将圆棍插入圆孔中、搭积木2～4块、按照要求将不同大小颜色的圈按一定顺序套在柱子上、模仿乱画等。

对于1岁半至2岁的幼儿，家长应训练孩子学会扶栏杆两步一个台阶下楼梯、走平行线、两脚并跳、单脚独站3 s、骑小三轮车前进2 m、剥开糖纸吃糖、用笔画直线等。

（四）注重常见病的识别与预防

家长应学会一些常见病症的识别，如1岁半还不会走、反复感冒、食欲缺乏、经常眨眼、经常揪耳朵等，要及时去专业机构检查。

18个月时如果孩子在以下4项中有1项有问题，可能预示孩子发育迟缓，父母应带着孩子到专业机构咨询：不会有意识叫爸爸、妈妈，不会按照要求指人或物，不会独走，与人没有目光对视。

2岁时如果孩子在以下4项中有1项有问题，预示孩子发育迟缓，父母应带着孩子到专业机构咨询：无有意义的语言，不会扶栏上楼梯或台阶，不会跑，不会用勺吃饭。

（五）注重伤害预防，保证孩子安全

周岁后的孩子会走路了，好奇心很强，什么地方都会去，什么东西都想碰，面临的危险会增多，家长要特别注意照看孩子。注意不要把孩子一个人放在房间里，室内地上不放板凳、花盆等，楼梯要装上安全门，带孩子去平整的地方玩，防止跌落伤；父母做饭时不能让孩子在旁边玩耍，刚盛出的饭要离孩子远些；为孩子准备洗澡水的时候一定要先放冷水，再放热水，防止烧烫伤；教育孩子不把玻璃球、硬币等含在口中；家长不要在孩子哭闹、嬉笑、跑跳时喂食物，防止气管异物；不能让孩子单独在浴盆里或旁边、小溪或水塘旁边玩耍；家中的水盆、水桶或洗衣机等容器不要存水，预防孩子溺水；家中的药品和化学药品要放在高处或锁起来，不要用饮料瓶子装消毒剂，以免孩子误服；成人应避免在孩子面前吃药，防止孩子药物和化学品中毒。

第七节　计划免疫

疫苗的主要作用是预防儿童感染相关疾病，按时接种疫苗可以更好地保护孩子健康成长。家长要按照疫苗接种程序，按时带孩子接种疫苗。如果遇到孩子生病等情况，要及时请教专业人员后确定接种时间。中国0～2岁儿童免疫规划程序如表4-7-1。

表4-7-1 中国0～2岁儿童免疫规划程序

疫苗名称	接种时间	接种剂次
卡介苗	出生时	1
乙肝疫苗	0、1、6 个月龄	3
脊髓灰质炎疫苗	2、3、4 月龄	3
百白破疫苗	3、4、5 月龄，18～24 月龄	4
麻风疫苗（麻疹、风疹疫苗）	8 月龄	1
麻风腮疫苗（麻疹、风疹、流行性腮腺炎疫苗）	18～24 月龄	1
乙脑减毒活疫苗	8 月龄、2 周岁	2
A 群流脑疫苗	6～18 月龄	2
甲肝减毒活疫苗	18 月龄	1
乙脑灭活疫苗	8 月龄、2 周岁	3
甲肝灭活疫苗	18 月龄，24～30 月龄	2

注：引自殷大奎，梁晓峰. 中国儿童免疫规划疫苗接种程序问题. 中国实用儿科杂志，2010，3（25）：163-166.

5 儿童潜能开发的促进方法及适宜的玩具材料

怀胎十月、一朝分娩，很多准妈妈觉得分娩是一大难关。真正成为了妈妈的人都能体会到，分娩远不是结束而是一个新的开始，跟以后点点滴滴的教育、养育、照护相比，分娩时短短几天的艰辛根本不算什么。从孩子出生开始，你的眼里、心里、生活里便多了一个新生命，他可能是因你而来，却不是为你而来。父母们要学会如何与一个独立的生命体平等相处、共同成长。

孩子的潜能开发促进从母乳喂养开始。一个孩子刚刚来到世上，母乳是上天赋予她最好的礼物。母乳对于孩子而言不仅仅是营养上的需求，更是情感上的依赖。纯母乳喂养的母子之间就像有一个无形的纽带，让孩子能够有充足的安全感和归属感来面对这样一个陌生的世界。

愿每一个孩子都能被温柔对待，让他在日后融入主流社会之前在心里种下一颗爱的种子，不论他将来会遭遇挫折、磨难、不公或是看到人性的丑恶，都不要在物欲横流中迷失自我，能够凭借心中爱的指引，找到让自己和他人获得幸福的道路。

第一节　胎儿期

生命从受精卵发育为足月的胎儿一般需要 40 周，在这近 10 个月的时间里体重要增长约 10 亿倍。一个刚出生的婴儿成长为成年人体重增加约 20 倍，而耗时则需要约 18 年，可见胚胎和胎儿期生命发展迅猛。据相关研究报道，胎儿在孕 5 周左右就开始具有运动能力，孕中期开始胎儿的听觉、味觉、触觉、视觉都已经具备初步的感知觉能力。孕中期开始胎儿慢慢稳定成长，所以准妈妈们实行胎教可从妊娠中期（妊娠 4 ~ 6 个月）开始。味觉的刺激很难透过母亲的腹壁给予，视觉的刺激通过母体周边环境的明暗交替就可以实现，所以准妈妈们可以通过听觉和触觉与孩子交流。

一、听觉

（一）音乐

准妈妈可以选择明朗轻快的音乐，可以是世界名曲也可以是专门的胎教音乐，每天定时播放音乐 2 ~ 3 次，每次听 10 ~ 20 min。这里需要注意的是不用专门对着准妈妈的腹部，只要外放在周围的环境中就可以了，准妈妈听到音乐也能保持身心愉悦，孩子通过妈妈的腹壁也可以感知到音乐的节律。

（二）唱歌

准妈妈轻轻哼唱儿歌或者自己喜欢的歌曲也是一种很好的方式。唱歌能通过孕妇的身体振动，更好地刺激胎儿的听觉。唱歌时，准妈妈的歌声与她的呼吸、心跳和胸腹腔运动相协调，更容易让腹中的孩子感到宁静、和谐。

（三）语言

孕妇每天与胎儿交流对孩子日后记忆、语言发展都是非常有好处的。准妈妈可以给孩子起一个小名，每天用这个名字跟孩子交流，给孩子讲讲故事或者聊聊天。曾经有一个准妈妈在定期产检时发现孩子一直没有胎动，对刺激也没反应，医生建议住院观察是否需要紧急剖宫产。这个准妈妈当然也焦急万分，在等待的过程中用平时常用的小名呼唤孩子，孩子突然有了胎动，胎心监护的结果也好起来。可见孩子在宫内对妈妈的语言刺激有良好的反应。

二、触觉

准妈妈每天在做自数胎动的时候，轻轻抚摸或者触碰胎动的地方，就可以通过触觉与胎儿进行有效的互动。虽然隔着子宫壁和腹壁，但是这种爱抚同样可以加深母子间的深层情感交流。

除此之外，为准妈妈提供一个良好的外在环境对胎儿健康发育也至关重要，这包括一个和睦温馨的家庭、科学合理的营养、宁静愉悦的情绪、适当的运动和休息、清新的空气、温暖的阳光……当然有一些不良的刺激准妈妈是要尽量避免的，包括烟草、烟雾、化妆品、酒精、药物、宠物、放射线等。

第二节 1～3个月

刚刚降生的新生儿最需要的就是家人给予的安全感，这对1岁以内的孩子至关重要，也是错过这个年龄再也无法弥补的。一个缺乏安全感的人在就业、婚姻，甚至整个人生中都很难找到自己的幸福。举一个身边的例子，一个长辈年轻的时候看见别人在边上轻声交谈就觉得是在说自己，结婚以后总是怀疑自己的爱人出轨，甚至曾经想到过自杀，直至年老依然感情脆弱，常因为一些小事产生巨大的情绪波动，这些很有可能源于婴儿期因为亲生母亲去世而被转送他人收养的经历。试想如果自己不能随意运动、看不清东西、不能表达自己的意思，也听不懂周围人的话，周围的人对自己来说都是陌生人，这将是多么令人恐惧的经历，大概也只有在母亲温暖的怀抱里吸吮乳汁才能平复。

初生后的婴儿已经具备很多神奇的能力，他们能听、看、嗅、尝、触等，但是这些感觉都是原始的、不协调的，必须经过无数次不断的良性刺激，大脑才能把各种感觉信息统合起来，将不协调的感觉发展为协调的，才能更好地发挥孩子的潜能。

一、1 个月

满月前的婴儿觉醒时间短，注意力集中时间更为有限，不过父母每天还是能够发现孩子睡醒后情绪良好的时刻，促进孩子的潜能就从这时开始。

（一）感知觉能力

1．视觉刺激　孩子能追视人脸和鲜艳的玩具。距离 20 cm 左右，当孩子看到父母的脸与父母开始目光对视或看到鲜艳的玩具后，中速移动你的头或玩具，让孩子追随你移动的方向（图 5-2-1）。最初孩子可能只会跟过中线，很快你就会发现他能一直跟随你的脸或玩具转头 180°。也可以选用黑白卡片交替、快速出示来给予孩子视觉刺激。一种方法是将 5 ～ 10 张黑白卡片在孩子眼前 20 cm 左右的位置用最快的速度出示；另一种方法是在孩子看到黑白卡片后，用一定的速度将卡片在孩子眼前移动，孩子就可以慢慢追视了。

2．触觉刺激　孩子出生后经常的身体接触很重要，这在母乳喂养时就可以很好地做到。此外，拥抱、亲吻、抚触也是给予孩子的良性触觉刺激。需要注意的是这些触觉刺激要在孩子安静、清醒、情绪较好的时候进行，不要强迫孩子进行抚触或是亲吻。

3．听觉刺激　出生后可以给孩子听各种各样的声音、轻音乐（图 5-2-2），也可以在孩子耳边（距离 10 cm 左右）轻轻地呼唤他的名字或轻唱儿歌，使他听到你的声音后转过头来。

（二）语言能力

孩子在与家长安静对视的时候，可能会发出简单的音节，也有可能对家长的言语刺激给出回应。家长可以经常与孩子面对面的交流，发出"a""o""u"等单词音，建立一个丰富的语言环境。同时，孩子模仿能力也是很强的，你可以跟孩子面对面教孩子张嘴、吐舌头、发音，慢慢地孩子也可以学会张嘴、吐舌头，开始跟着你学发音。

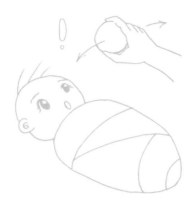

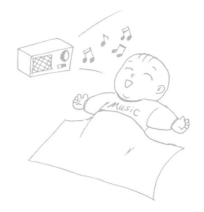

图 5-2-1 追视红球   图 5-2-2 听音乐

（三）大运动能力

大运动一直都是孩子的里程碑式的发育，像人们口中的"三翻六坐七滚八爬"说的就是大运动的发育过程。满月前的孩子就具备很令人惊奇的大运动能力，但很多能力只有受过培训的专业人员才能对新生儿加以训练，在家庭中可以比较方便做到的就是俯卧抬头（图 5-2-3）。在孩子情绪比较好时，家长可以让孩子翻过身，练习俯卧抬头运动，一个家长可以在孩子的眼前拿一个玩具逗引，另一个家长可以向下抚摸孩子的脊背，帮助孩子抬头。每天这样训练逐渐

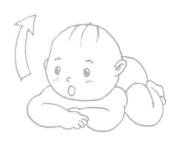

图 5-2-3 俯卧抬头

增加俯卧时间至 1 min 左右，每天 2 ~ 3 次。此外，家长还可以为孩子做婴儿操这样的被动运动练习（图 5-2-4 ~ 图 5-2-12），每天 1 ~ 2 次。

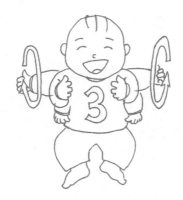

图 5-2-4　肩关节被动操运动

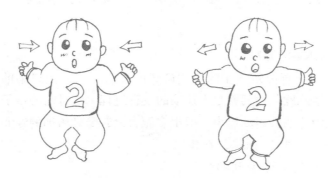

图 5-2-5　肘关节被动操运动

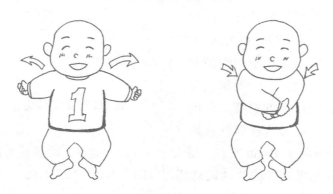

图 5-2-6　上肢交叉被动操运动

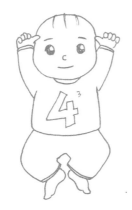
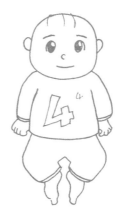

图 5-2-7　上肢被动操运动

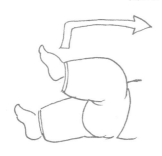
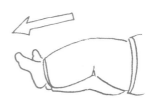

图 5-2-8　下肢膝关节被动操运动

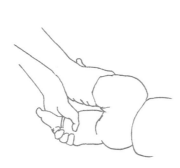
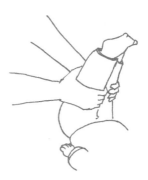

图 5-2-9　下肢膝关节被动操运动手法　　图 5-2-10　下肢被动操运动

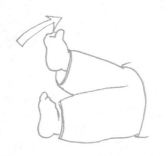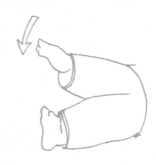

图 5-2-11　踝关节被动操运动

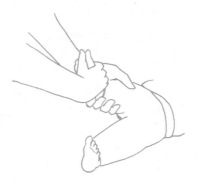

图 5-2-12　踝关节被动操运动手法

（四）个人 – 社交能力

父母要学会与孩子交流。通过观察孩子的面部表情，像皱眉、微笑，以及聆听哭声等来鉴别。在孩子哭闹时，父母可通过安抚孩子的腹部、抱起或通过与孩子说话交流等方式，使他的情绪得到安抚，懂得家人的安慰。

二、2 个月

对这一时期的孩子，满月前的潜能促进方法依旧适用，孩子清醒时间逐渐增加，父母们也可以增加一些其他的游戏方法。需要提示的是，满月后孩子已经可以抱出去进行户外活动了，这对孩子的成长十分重要。一方面日晒可以让孩子产生内源性维生素 D，促进钙质的吸收；另一方面户外的人、物、花、草、声音等都是对孩子的良性刺激，可以让孩子大脑发育得更为完善，这些都是在室内做不到的。户外活动的时间每天可以从 20 min 开始逐渐增加到 2 h，衣着可以以父母的衣着为参考，不要给孩子穿得过于厚重。

（一）适应能力

1．视觉能力　孩子开始追视移动的红球。孩子在仰卧位，在面部上方 20 ～ 30 cm 处，放置色彩鲜艳的球或者环，先摇动玩具，引起孩子注意。可以水平或垂直移动玩具，使孩子跟随玩具移动。

2．卡片认知　父母可以准备色彩鲜艳的图书，最好一张图片上是一个主题，例如一张图片上是一个动物、一个人物、一个食物等。一边让孩子看，一边说出图片的名称，可以加上象声词，如动物的叫声等，以增加孩子的好奇心和兴趣。

（二）语言能力

鼓励父母多与孩子面对面说话，多使用重复的字节，如"孩子""妈妈""爸爸""奶奶"等。特别强调妈妈应多与孩子语言交流，有利于建立安全的亲子依恋关系。

（三）大运动能力

1．正确的抱姿　可以采用孩子面部朝前，背部靠着父母，父母一手托住孩子的臀部，一手搂着孩子的胸部的姿势（图 5-2-13）。孩子头朝前，他的视野更开阔。此时，孩子可以主动地竖头练习，累了可以靠在父母的怀内。父母也可以每日竖起抱孩子数次，

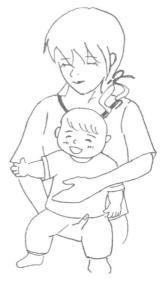

图 5-2-13　正确的抱姿

进行竖头练习，每次从数秒至 1 ~ 2 min 即可。

2．侧身练习　为了给孩子以后的翻身动作做基础，可让孩子练习从仰卧至侧身，再由侧身至仰卧，可以用玩具或图片逗引，每天 5 ~ 10 次。

3．头部的控制　让孩子俯卧 / 仰卧在一个充气大球上，通过上下、前后的移动向前庭系统输入头正位在各方向转动的信息，促进头部控制及躯干抗重力伸展。扶持双腿 / 双臂使其由仰卧至侧卧，或用语言、玩具引导孩子由侧卧至俯卧，左右交替，俯卧后引导其肘支撑及头部控制。

（四）精细运动能力

1．让孩子自由活动手和手指，不要戴手套或用布包手。让孩子可以看到活动手。妈妈要注意每天清洁孩子的手，勤剪指甲，以免误抓伤自己。

2．刺激孩子手背，让孩子抓握带把的摇铃或呼啦棒，锻炼孩子手的抓握能力。

（五）个人 – 社交能力

逐渐培养孩子良好的生活规律，如养成按时并定量吃、喝，以及规律睡眠的习惯。增加户外活动，父母应多与孩子进行情感的交流。

三、3 个月

这一时期孩子安静觉醒的时间进一步增加，认知要求也随之增加，孩子更喜欢竖抱而不是平躺，家长可以安心地在有支持的情况下竖抱孩子，而不要因为担心是否会损伤孩子的脊柱而让孩子长时间平躺。同时，这一时期的孩子已经可以把手举到眼前，孩子开始注意到自己的手，但他并不知道手是属于自己的，他开始玩手、啃咬，这都是孩子探索的正常阶段。

（一）适应能力

1．视线转移练习　3 月龄的孩子已经可以更自由地了解这个世界，已经可以慢慢地用两个玩具（或两人）来逗引孩子，让孩子先认识一个玩具（人），然后再出现另一个玩具（人），让孩子练习视线从一个物体转移到另一个物体，也可让孩子练习在注视目标消失时用视觉寻找的能力。

2．听觉刺激　这个时候听觉刺激对于孩子之后语言的发育也很重要，如平时可以放一些宁静的轻音乐。孩子的妈妈也可以在给孩子哺乳或换尿布的时候多跟孩子说话。家长也可以给孩子一些能发出声响的玩具，如能用手拨动的铃（图5-2-14）。

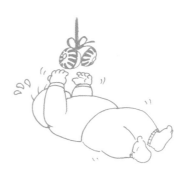

图 5-2-14　悬铃

3．卡片认知　与2个月时相同。

4．日常交流　妈妈可以在给孩子喂奶时与孩子交流。在喂奶前，可以说："孩子饿了吧？妈妈要给你喂奶了，让妈妈先准备一下，可以吗？"在喂奶过程中，可以说："妈妈的奶好香啊！孩子快点吃。"当孩子快吃饱时，可与孩子有眼神和其他交流，可以说"孩子吃饱了吗？孩子多多吃奶，快快长大"等，妈妈可以任意发挥，想说什么，就与孩子交流什么。在给孩子换尿布、洗澡等事件中，都可以与孩子交流，在养育的过程中使孩子得到学习。

（二）语言能力

1．逗笑　这个时期的孩子已经可以被家长逗笑，甚至出声笑。这说明孩子对家长的语言输入已经有了回应，那么在孩子清醒的时候多多逗他吧。

2．发出元音　除母亲外，家庭其他成员也要多与孩子说笑，可用不同语调与孩子交流，如和蔼的声音、命令的声音、激动的声音等，使孩子感受到多种声音和语调；也可让孩子模仿家长发元音，家长口型一定要夸张，容易让孩子模仿。

（三）大运动能力

1．俯卧抬胸练习　家长可用玩具在孩子头的不同方位逗引，使孩子俯卧抬头逐渐到45°，进而到90°，而且会用手腕支撑起前胸，保持头和胸一起抬起来。

2．翻身练习

（1）翻身是3个月的孩子里程碑式的发展，能从仰卧到侧卧再到俯卧。

①孩子仰卧位时，家长可用玩具在孩子两侧逗引，让孩子练习从仰卧位到侧卧位，逐渐再到俯卧位，每天可以3～5次。②两个家长可分别站在悬吊被单两侧，让孩子在里面左右悠荡，学习翻身的经验等。③家长可以将一条被单裹在孩子身上，注意双手一定要在外面，然后逐渐打开被单，让孩子体验连续翻身的经验。

（2）被动大运动练习：每天做婴儿操，增加上下肢力量及关节的活动度。

（3）脚蹬玩具：开始可在孩子视线内、脚的上方悬挂一鲜艳、带响声的玩具，玩具的下方用松紧带系在孩子脚踝处，当孩子蹬脚时玩具发出响声，使孩子产生兴趣。之后可在孩子用脚能蹬踢到的位置放置玩具，导引孩子踢蹬，当孩子踢到玩具后给予鼓励。

（四）精细运动能力

1．触摸及抓握　孩子的手可以从紧握到张开，可以自己玩手，父母可把不同质感的玩具放到孩子手里，让孩子触摸和抓握。如果有的孩子手还是握得很紧，父母可按摩孩子的手，帮助孩子松开手，为主动抓握做准备。

2．从拍打到够取玩具　可取仰卧位或抱坐位，将色彩鲜艳、有响声、大小适合的玩具放到离孩子20 cm左右的地方，摇动或弄响玩具，吸引孩子的注意力，使孩子企图击打、够取玩具。当孩子想要动手但又不成功时，可将玩具放到孩子手里，弄出响声，激发孩子的兴趣。当孩子拍到、触摸到、够到玩具时，要用自然、丰富的表情和手势及赞扬的语调进行鼓励。

（五）个人－社交能力

1．重视亲子交流，尤其是父母与孩子之间的交流，经常对孩子微笑，促进亲子情感建立及孩子情绪发展。进行逗笑游戏，对孩子的笑给予应答和鼓励。

2．早期学认爸爸妈妈　妈妈要对孩子不断强化"我是妈妈"，爸爸要对孩子不断强化"我是爸爸"。这样的强化训练是很有用的，有的二胎家庭里哥哥总是强化弟弟"叫哥哥、叫哥哥"，很多时候弟弟首先学会的真的是"哥哥"这个发音。

3．坚持户外活动对于孩子社会交往能力非常有好处，此时可以有意识地给孩子介绍他的伙伴，比如毛毛姐姐、豆豆哥哥，让孩子对陌生的世界有一个友好的认识。

四、玩具和材料的选择

（一）选择的原则

0～3个月时选择的玩具主要是培养孩子注意力和全身运动。孩子选择玩具时安全性是第一位的，最好选择正规厂家生产、质量好、无毒、质地光滑、无锋利的棱角，并且要容易清洗的玩具。因为孩子视觉发育还不够完善，玩具或材料的颜色一定要鲜艳纯正，像大红色、绿色、黄色、蓝色都可以，此外要选择体积稍大的玩具，如吹塑娃娃、彩色的塑料皮球、花铃棒、带铃的环、捏响玩具、小镜子、塑料小动物等，这样孩子才能更容易看到。也可以选择有悦耳响声的玩具或者可以在头顶旋转的风铃，需要注意的是让孩子追视的玩具不要长期挂在孩子的同一侧，以免造成孩子的斜视。摇铃、拨浪鼓、球等的大小形态要适合孩子的小手抓握。

（二）类型

1．玩具　带把手的摇铃（图5-2-15）、花铃棒、橡皮质地的带响声的玩具、八音盒、彩球（毛线及塑料均可，直径 15 cm 左右，图 5-2-16）、鲜艳的毛绒玩具、健身架（图 5-2-17）等。

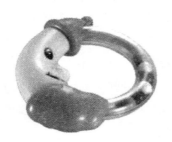

图 5-2-15　摇铃

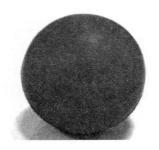

图 5-2-16　红球

2．材料　选择脸谱图书、布书（图 5-2-18）及黑白相间条纹的图片、红黄相间条纹的图片（图 5-2-19）和靶心图等。

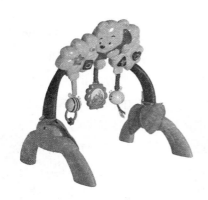

图 5-2-17　健身架

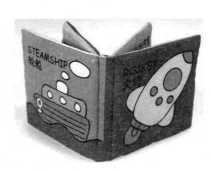

图 5-2-18　布书

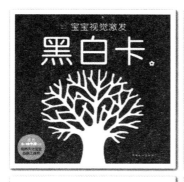
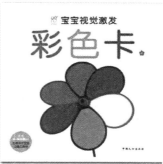
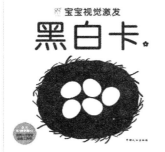
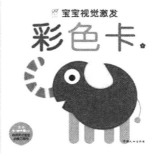

图 5-2-19　卡片

第三节　4～6个月

4～6月龄的婴儿开始变得圆润，活动能力也不断增强，手的动作变得越来越精细。随着肌张力的下降，孩子开始有能力注意到"手""脚"这样的器官，吃手、吃脚成了探索新世界的入口。此时的家长要充分满足孩子用嘴探索世界的需求，给孩子机会让他用他使用最熟练的器官——嘴，来认识周围的事物。

一、4个月

4月龄的孩子大部分已经学会了翻身。帮助孩子学会翻身一方面可以更好地锻炼孩子俯卧抬头、俯卧抬胸的能力，从而更好地锻炼头部的控制能力；另一方面学会翻身的孩子开始拥有更开阔的视野、更大的探索的空间。

（一）适应能力

这时候，家长要让孩子尽情地多看、多听、多摸、多闻、多尝、多运动，以此加强孩子的各种感观。加强孩子感官的学习，促进孩子感官综合健康发展。

1. 引导孩子集中注视　让孩子取坐位或者仰卧位，在孩子眼前或桌子上摆放玩具，可以让玩具活动或发出声音，吸引孩子集中注视。孩子的注意力总是从体积较大的玩具开始的，如球或毛绒玩具，然后逐渐能够注意到小物体，如杯子、积木块等。注意到物体的存在是孩子开始主动抓东西的基础，这样的练习可以每天进行 5 ~ 10 次。

2. 追视移动的物体　孩子从新生儿期只能左右追视，慢慢开始上下追寻玩具，然后逐渐可以追随一个圆形的轨迹，在练习的时候家长不要着急。

3. 听觉刺激　这个月的孩子能听到铃声后转头寻找，能够听优美的音乐、各种动物的叫声、自然界的各种声音、家长丰富的语调等。此时家长应改变声音的方向，经常呼唤孩子的名字。

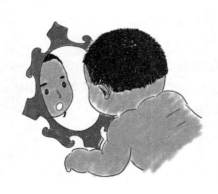

4. 照镜子　4 月龄的孩子大多数对照镜子感到新奇，家长可以抱着孩子在镜子前做各种表情，让孩子注视镜子中的自己和他人，有的孩子甚至会想上前去摸一摸、拍一拍里面的影子（图 5-3-1）。

5. 开始走进彩色世界　4 个月开始，孩子进入了彩色世界，他的视觉神经对彩色的东

图 5-3-1　孩子照镜子

西非常敏感。家长要让孩子多接触彩色的玩具或图书，感受一个多彩世界的美好。

（二）语言能力

随着孩子的长大，他能发的音越来越多，孩子也开始愿意发音。这时家长对孩子不明确的发音一定要有回应，例如问问孩子"你说的是这个吗""你是想要去那里吗"，这样孩子对于发音会更有兴趣，从而不断丰富可以发出的音节。

1．理解能力　家长要经常与孩子面对面交流，看到什么就说出来，教孩子指认物体和人。例如在公园的时候让孩子摸摸小花、小草、叶子，告诉孩子"这是花，红色的"；在家里也可以让孩子理解常见的人或物品，孩子一般比较早能认识的是灯，当家长问到"灯灯在哪儿呢"，有的孩子就会用视线寻找。

2．发音　家长要经常与孩子对话，引导孩子发出一些辅音，如"b""p""m"等。这时家长不要去纠正孩子的发音，只要孩子能试着发音就要尽量的鼓励。需要提醒的是，家长不要反应过度。例如，一个孩子的家长在孩子做好一个动作后惊呼，使孩子受到了惊吓，以后对这个动作一直很抵触。所以真诚的认可和鼓励就可以了，孩子很敏感，是能够感受到的。

（三）大运动

1．充分翻身　孩子已经能在仰卧玩耍时无意识地俯卧过来，有时还不断地挣扎着翻身（图5-3-2）。家长可以把孩子最喜爱的玩具放在他身边，孩子有拿东西的欲望时，就会挣扎地翻过身。开始翻过身时孩子的一只手常常压在身子下面，家长可给孩子一些帮助。还不能自己翻身的孩子，家长可以把孩子扶成侧卧后压推双风池穴，或按压上肩井穴或环跳穴，帮助孩子翻身。

2．拉坐、围坐练习　孩子在仰卧时，家长抓住孩子的两只手，轻轻拉孩子，家长仅稍稍用力，让孩子自主动配合；如果孩子仍然头后仰，可再加强翻身练习，增加颈部、前臂、腰部肌肉的力量。

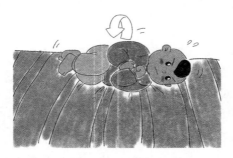

图 5-3-2　翻身练习

逐渐增加拉坐力度和次数，慢慢家长用力减少，训练孩子仅握住家长的手指就能主动坐起来。坐起之后，家长可以用枕头或者被子护住孩子周围，让孩子练习围坐，时间可以由短到长，最长不要超过 30 min。

3. 坚持做婴儿操　被动操在孩子四肢主动运动还不太协调的时期可以帮助孩子更好地锻炼全身肌肉、骨骼，达到健身的目的。这时孩子的活动度不断增强，被动操练习一定要在孩子心情愉快、积极配合的情况下进行，不要强迫孩子进行婴儿操。

（四）精细动作

1. 伸手抓握　这个时期的孩子开始有了主动抓握物体的欲望，家长可以把玩具放在孩子眼前让孩子伸手抓取，可使用不同质地的玩具，让孩子逐渐体验触摸物体的感觉。如果孩子双手握拳，不愿意主动抓握物体，可以用物体轻划孩子的小手背、指背，这样可以帮助孩子张开双手。孩子精细动作的发展有其自身规律，家长要根据孩子的发育水平提供恰当的玩具材料（图 5-3-3）。

2. 引导主动抓握　主动抓握的能力是孩子成长过程中的重要一步，是孩子能够不断探索世界的基础。这个时期家长可以把玩具放在孩子眼前让孩子主动伸手抓，促使孩子灵活地控制自己的手，最终能准确抓到物体，达到手眼协调。最开始的时候要放在较近

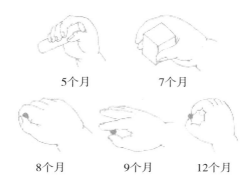

5个月　　　　7个月

8个月　　　9个月　　　12个月

图 5-3-3　不同时期精细动作的发育

的距离，孩子很聪明，如果觉得难度太大很有可能就不会主动去拿了。

（五）个人－社交能力

1. 轻拍乳房或手扶奶瓶　妈妈在孩子吃奶时让孩子自己轻拍乳房或扶着奶瓶，这样他们可以体验手的工具作用。只要哺乳姿势正确，很多孩子自己就会有这样的动作；如果有的孩子还没有这样的意识，家长可以把孩子的手放在乳房上，给他一个经验。

2. 丰富表情交流　在孩子跟家长对视的时候试着与孩子有一些表情交流，让孩子逐渐对不同表情做出反应，并用表情正确表露自己的感受。

3. 见人会笑　这个年龄段的孩子是最爱笑的，多用语言引逗孩子，让孩子高兴；若孩子无反应，则要做各种动作引逗他发笑。

4. 尝试玩游戏　父母这时可以跟孩子玩"躲猫猫"等游戏。躲猫猫的游戏目的在于教会孩子事物的永恒存在。早期孩子当看不见人或物体时，会觉得这个人或物体消失不见了，再次看到同一个人或物时会觉得是换了一个新的。躲猫猫游戏就是告诉孩子，人或东西用布遮起来后还是在原来的地方，以此诱导孩子去寻找。

二、5个月

（一）适应能力

1. 学习玩具的玩法　家长要以愉快、亲切的表情选玩具给孩子看，并让孩子摸、拍或敲打玩具，使它发出声音，如摇动花铃棒、拍或捏橡皮玩具，可以手把手地教孩子玩，反复做示范引起孩子的兴趣。当孩子学会了某一个动作时，要适时地亲亲或抱抱，同时给予愉悦的语气鼓励，以强化孩子的行为。

2. 给予适当的听觉刺激　家长要给孩子创造丰富的声音环境，如轻柔的音乐、家长丰富的语调、孩子喜欢的玩具响声等。要经常呼唤孩子的名字，让孩子逐渐对自己的名字有反应。

3. 培养观察能力　让孩子学习寻找从视线中突然消失的东西，以培养观察能力。可用一个鲜艳的或能发出声音的球，从桌子的一头慢慢滚到另一头，让它自然落地。5个月的孩子对突然消失的东西产生寻找的兴趣。家长可通过表扬和夸奖的语气，强化培养孩子的观察能力。

（二）语言能力

1. 家长要多给他讲周围的事物，之前家长总是随时随地见到什么就和孩子说什么。从本月开始要有计划地教孩子认识他周围的日常事物。认物一般分为两个步骤：首先培养孩子听到物品名称之后学会注视物品；其次是培养孩子学会用视线或手指出物品。

2. 培养孩子发音练习　经常与孩子面对面说话，家长可以教孩子"啊-啊""喔-喔""咯-咯""爸-爸""妈-妈"等。

（三）大运动能力

1. 经常翻身　孩子5个月时应该能熟练完成从仰卧位翻到侧卧位，再翻到俯卧位。有的孩子总是从一侧翻身，家长可以让孩子练习双侧翻身，即从左侧或右侧充分翻身，可以提高孩子的协调性和灵活性。

2．练习靠坐　到 5 个月，孩子的躯干肌肉已经可以支持脊柱直立片刻了。在孩子可以自由翻身后，家长可以扶着孩子坐片刻，也可以把孩子放在有扶手的沙发上或者小椅子上，让他靠着玩一会儿。逐渐可以减少孩子身后靠的东西，锻炼孩子仅有一些支持即可坐住。切记不要强迫孩子长时间坐。

3．直立跳跃练习　家长取坐位，双手扶孩子的腋下，使孩子的双脚在家长的腿上跳跃，每次时间可以不要太长，开始时 1 min 左右，每天 2 ~ 3 次。这里需要指出的是直立跳跃练习不是扶站，如果孩子双腿僵硬不愿弹跳，就不要长时间扶孩子腋下让其站立，以免增加下肢肌张力。

（四）精细动作

1．促进准确抓握　经常把玩具放在不同的位置，让孩子够取、抓、握，促进其手眼协调发展。玩具的大小可以由大到小，慢慢让孩子注意到小一些的物体，如小积木等。

2．尝试双手同时抓握物体　抱孩子坐在桌前，在孩子的手可以碰到的地方放两个小的玩具或物品。孩子会尝试伸手先抓一个，家长可以帮助孩子抓握另一个。

（五）个人 - 社交能力

1．坚持户外活动，接触较多的人　扩大孩子与外界的接触，不断提高他的社会交往能力。

2．认亲人　多数孩子从 5 个月开始，对面孔辨认的细致程度增加，对母亲及主要养育者表示偏爱，对陌生人显示出警觉和回避反应。在日常生活中，可练习教孩子认识家庭成员、了解他的关系和称呼，如认识妈妈、爸爸、奶奶、爷爷、姥姥、姥爷等。

三、6 个月

6 月龄的孩子已经有能力把东西放到嘴里了，这个全新的能力对孩子来说是很值得兴奋的，所以从这时起孩子开始把不同的东西放到嘴里，父母要理解孩子这样的行为，如果东西不是特别脏就让孩子去探索吧。同时，这个时期孩子迎来了另一个里程碑式的动作——独坐，家长要走出老一辈"保护脊柱"的误区，用科学的方法让孩子练习坐得更稳。

（一）适应能力

6 个月的孩子喜欢认识发光的、会动的、色彩鲜艳的物品，要注意这时候选择发光物品时要注意保护孩子的眼睛，不要选择发出过于刺眼的光线的物品。家长在与孩子玩时把物品的名称、色彩、用途等都讲给他，让孩子逐渐熟悉这些常见的物品。

1．感官刺激　家长要继续为孩子提供丰富的视听环境，如看图片、听音乐等，但最好不接受电视与电脑。户外活动也要增加，户外的感官刺激更为丰富，让孩子在贴近自然的情况下接受良性刺激更有利于孩子潜能的激发。

2．适当参与进食　6 个月的孩子到了添加辅食的年纪，家长要允许孩子在吃东西时适当自己参与，如自己拿饼干吃。这时的孩子有可能会将食物撒到周围，父母们要付出更多的耐心来陪伴。

3．学习换手　把玩具从一只手换到另一只手对于成人来说并不难，但是对于孩子来说，能够做到就是一次飞跃了。家长可以把一个玩具递给孩子，然后再拿一个玩具递到孩子已经拿着玩具的手上，引导孩子把手中的玩具进行传递。

（二）语言能力

这个阶段的孩子开始咿呀学语，家长要利用一切机会与孩子面对面说话，家长要引导孩子观察家长说话时的口型及面部表情，让他懂得喜、怒、哀、乐。家长和孩子谈话要简单、准确，语速要稍慢。

1．教孩子听懂话　家长经常与孩子对话，不断让孩子将"所见"（包括图片、照片、实物、动作等）与"所闻"结合起来，加强其对语言的理解。

2．教孩子物品的名称　反复教孩子熟悉经常接触的物品名称，如"灯""碗""勺""汽车""玩具球"等。在给孩子穿衣服时，可结合指出"上衣""裤子""帽子"等。

3．说儿歌配合动作　孩子坐在家长的腿上，可以玩拍手游戏，如可以说"你拍一，我拍一，一个孩子坐飞机。你拍二，我拍二，两个孩子丢手绢……"，还有"拉大锯"等。在念儿歌时，配合拍手或拉大锯的动作。

（三）大运动

1．练习坐　坐的练习是一个过程，处于不同发育水平的孩子不能一概而论。总的来说可以从拉坐开始，然后围坐，逗引孩子在围坐的时候抓取周围的玩具。当父母发现孩子已经围坐得很稳定的时候，就可以开始锻炼孩子独立坐，时间可随孩子的能力发展逐渐延长。开始时 3 ~ 5 min，每天 3 ~ 4 次。最开始独坐的时候要把孩子的下肢尽量分在两边，将孩子的上肢撑在腿上或床上，再用玩具向上逗引，练习短暂的无支撑的坐。

2．翻滚练习　翻滚练习是在游戏中进行的，父母可以用鲜艳或有声的玩具逗引孩子从仰卧到俯卧，再从俯卧到仰卧，让孩子翻身打滚，以练习全身肌肉运动的协调性。有的孩子在俯卧位时，已可以以腹部为支点让四肢翘起，身体在床上打转。

3．开始爬行练习　当孩子能够自如地翻身时，家长就应鼓励孩子多趴着玩，并用玩具吸引孩子尝试向前爬行，开始时可给予一定的辅助，如用手抵着孩子的脚。这时的孩子可能腹部还不能离开床面，只能学着匍匐爬行。

（四）精细动作

1．双手能力　进一步促进孩子双手共同活动的能力，如引导孩子将玩具从一只手递到另一只手、双手合作撕纸等。撕纸时，最好选择搓揉有响声的纸来提高孩子的兴趣。

2．尝试抓取小物品　在孩子能准确抓握的基础上，给孩子提供一些小丸用来拿捏，为了避免误食、窒息，可提供一些可食用、易溶于口的物品，如易消化的饼干等。开始时孩子用全掌抓取，然后开始逐渐用拇指、其他手指抓取，这样就可以促进孩子精细动作的进一步发展。需要注意的是每次给孩子一个物品，如不要一次给很多的饼干渣。

（五）个人－社交能力

1．认生　当孩子出现认生反应时，家长不必惊慌，多带孩子接触他人，随着接触增多，孩子的认生反应会逐渐减轻。这时孩子会试探着了解陌生人，在孩子排除了陌生人的敌意后，就会开始接受其他人的言语逗引或身体接触。

2．尝试各种不同形式的"躲猫猫"游戏　这时的孩子已经可以熟练地跟父母玩"躲猫猫"游戏了，把手绢盖在妈妈或爸爸的脸上，问孩子"妈妈（爸爸）在哪里"，当孩子在找时突然拿掉手绢露出笑脸，并说"在这儿"，这时，孩子就会高兴地笑。也可以妈妈（爸爸）抱着孩子，爸爸（妈妈）躲在身后，逗引孩子玩"躲猫猫"。

3．多户外活动　让孩子接触更多的人或新鲜的事物，使他学会主动地接近他人，探索周围的世界，为他的心理健康奠定基础。每天与人有接触的户外活动时间要在 2 h 左右，不要一直把孩子放在婴儿车里，要给孩子更多机会接触户外的人和事物。

四、玩具和材料的选择

4～6 月龄的孩子已经有初步的主动抓握物品的能力，家长要选择能抓在手里摇晃发出声响的玩具，能活动或局部能动的、色彩鲜艳有响声的硬塑玩具，如动物摇铃、环状摇铃、八音盒、旋转玩具、音乐不倒翁、音乐拉响的玩具、发条动力玩具等。放在婴儿能拿到的地方，以训练抓握能力。

（一）玩具

1．摇铃、彩圈，塑料或橡皮动物。

2．音乐旋转玩具（图 5-3-4）、会动的玩具（图 5-3-5）、能捏

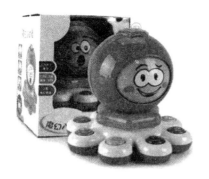
图 5-3-4 音乐旋转玩具

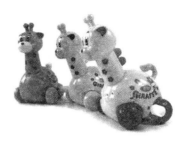
图 5-3-5 会动的玩具

响的软塑、橡皮动物或水果。

3．悬挂的可拉响的玩具。

4．积木、小皮球、手绢、软塑玩具。

5．可撕破、有响声的纸。

6．镜子。

（二）材料

色彩鲜艳、画面简单的图片。

第四节 7～9个月

这个月龄的孩子迎来了人生又一大挑战——添加辅食，同时孩子开始出牙。这时的孩子已经能坐会爬，活动空间进一步扩大。需要注意的是，这时有的孩子会喜欢站立，此时应避免让孩子久站。这个月龄的孩子运动应以坐和爬为主，过多的扶站会增加孩子下肢的肌张力，使孩子的双腿僵硬，不利于之后的独自站立及行走。

一、适应能力

1．感官刺激　家长要继续为孩子提供丰富的视听环境，同时要提供户外活动的机会。

2．寻找藏起的玩具　如用手绢盖住孩子正在玩的玩具，让其揭开手绢将玩具取出。在做游戏的过程中，家长要与孩子互动，要与孩子交流，表情要丰富，孩子完成后要给予鼓励。

3．克服认生　通过多接触新的环境和多接触陌生人，孩子慢慢地可以逐渐敢于接近陌生人，这对于孩子以后能够大方地与人交往也是非常重要的。

4．模仿　家长可通过游戏的方式，训练孩子有意识的模仿，每次一个动作，反复教至学会。如"抓挠""欢迎""再见"等。

5．指认身体的部位　家长可以通过游戏帮助孩子认识自己身体的各个部位，如耳朵、鼻子、手、肚子等。孩子一般先认识家长的身体部位，然后可以认识娃娃或动物的身体部位，最后再认识自己的，因为别人的身体部位可以更加直观地看到。孩子最开始能认识的是"口""手""足"，如给孩子吃饭的时候可以跟他说"张开小嘴巴"，递给孩子玩具时说"伸出小手"，穿袜子的时候告诉孩子"这是小脚"，给孩子一个基本的概念。

6．取出玩具　取出、位移、放入是一个连续的过程，这个月龄的孩子已经可以学会从容器里取出玩具了，但他还不会放到指定地点，家长也不要过于着急。家长可以用手拿着杯子、盒子或者布袋，让孩子自己把玩具一个一个拿出来，注意不要一起倒出来。

二、语言能力

1．理解语言的能力　有意识地给孩子一些指令，让孩子理解你指令的意思，强化语言与动作的联系，如"给我汽车"教会孩子更多肢体语言；如用摇头、摆手表示"不"，点头表示"是"；或者再复杂一些，如"把遥控器给爸爸"，这里就包括了人和物两个概念。

家长可通过语言和示范让孩子理解日常的一些动作，如拍、拿、等一等。利用孩子日常接触到的物品、食品、图片等，帮助孩子理解、记忆词语，指认物品。

2．鼓励孩子发出更多、更丰富的发音　这个时期的孩子在哭闹时已经可以发出"mmm"或"妈妈"的音，不高兴时可能还会发"嗯"的音。家长每天可与孩子聊天，发出"爸爸""妈妈""拿拿"等，让孩子进行模仿，同时发出"拿拿"时，让孩子伸手去拿东西。

3．模仿发音　除"妈妈""爸爸""爷爷""奶奶"等称呼词外，可以引导其发出单字的辅音、物品的名称，模仿动物的叫声等。这样做的目的是为了丰富孩子的音节，为之后有意识地用语言表达含义做好准备。

三、大运动

1．自由坐　让孩子坐位玩，把孩子的双手解放出来，有利于双手的协调及精细动作的均衡发展。家长可以把玩具放在孩子的前面、后面、左面、右面，让孩子从远处拿玩具后再坐直，这样孩子就会坐得越来越稳定了。

2．手膝支撑　让孩子先学习双膝弯曲跪下伴双肘屈曲，前臂支撑负重。孩子两手平放在床上、双膝跪地，家长帮助孩子手肘伸直，后面扶着孩子的髋部，给孩子的脚一个支撑，让孩子腹部离地，趴在床上坚持30 s至1 min。如果孩子支撑得比较稳了，可以用玩具逗引，让孩子抬起一只手取玩具。

3．爬行练习　当孩子能够做好手膝支撑后就可以开始爬行练习了。爬行对于孩子来说是一个全身协调的运动，他需要抬头挺胸，用双上下肢协调，才能保持平衡。爬行还能促进小脑平衡功能的发展。让孩子多爬行，体验各种爬行姿势，增强孩子的运动能力，并拓展孩子的探索空间。开始爬行时，有些孩子不是先前进，而是先倒退。这个时候，家长可在孩子前面放他喜欢的玩具逗引，并呼叫孩子的名字，引导他向前爬；也可以将手顶住孩子的双足，给他一定的阻力，有助于孩子向前爬行。开始向前爬时，孩子的腹部可能无法离开床面，有的孩子是一侧胳膊匍匐前进。最标准的爬行姿势是手膝爬行。

4. 促进孩子自己扶物站立　家长可以引导孩子独立在各种姿势间转换，如仰卧 - 坐位、坐位 - 俯卧、坐位 - 站立、站立 - 坐位等。在孩子自由爬行的过程中可以设立几个障碍物，引导孩子扶着障碍物独自站立（图 5-4-1）。

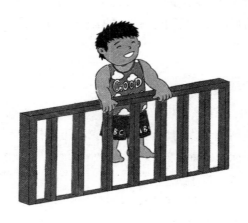

图 5-4-1　扶栏站立

四、精细动作

1. 捏取小物品　从拇指与其他四指抓取小的物品，逐渐至熟练地使用拇指、示指捏东西。应该注意，这个阶段的孩子手拿到东西后，会很快放到嘴里，容易误吸、误食，发生意外。练习捏取的小物品尽量不要选硬的物品。

2. 促进示指的技巧　拇指和示指对捏是孩子精细动作比较成熟的表现。家长可以让孩子用示指深入洞内钩取小物品，玩示指拨转盘、拨球滚动、按键等游戏。这时要注意安全，因为此时孩子活动范围有所扩大，一定要避免孩子去触碰电源等危险物品。

五、个人 - 社会能力

1．练习"再见""欢迎"　让孩子学会与成人交往。爸爸要上班了，对孩子说"再见"，同时握住他的小手臂摆手表示再见。爸爸下班了，家长说"欢迎"，同时握住孩子的两只小手拍拍。多次练习，孩子每次做对时，家长要亲亲孩子给予赞扬。

2．懂得"不"　这时的孩子已经能听懂"不"这个字，也开始有了最初的是非观，现在是养成孩子的习惯的最好时刻，告诉他们哪些是可以做的、哪些是不可以做的。如果孩子抓不该抓的东西，如暖壶盖、电源等，要及时给予"不"的警告。家长可表现为摇头、噘嘴或不高兴，或说"不能拿""不好"，孩子就会懂得"不"，停止取物。家长表情要严肃，如果孩子不停止，就要强行拿走，不要怕孩子哭闹。如果家长给予笑脸，就会强化孩子的不良行为，家长一定要注意。

3．练习用杯子喝水　孩子长牙后要练习用杯子喝水，以利于吞咽协调，也利于保护牙齿和口腔形状的发育。孩子要以吸管杯、鸭嘴杯到成人使用的杯子的步骤逐渐练习。

六、玩具和材料的选择

7 ～ 9个月听觉及运动能力加强，孩子开始学习爬行，并能理解一些成人的语言，此时可选择响铃棒、积木块、娃娃、套碗、小鼓、小铃和小钢琴等玩具。为了训练孩子爬行，应选择一些可以移动的玩具，如塑料球、皮球和可以运动的玩具小汽车等。同时孩子手的灵巧性不断增加，拿捏小物体的能力不断增强，在注意不要误食的情况下可以准备一些小丸类的物体让孩子练习。

1．玩具　可用手拨动的玩具（图 5-4-2），如算盘，积木，小皮球，按键玩具（图 5-4-3），软塑的各种水果、动物、音乐不倒翁

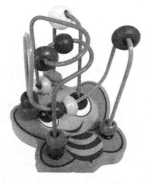

图 5-4-2　手拨动的玩具

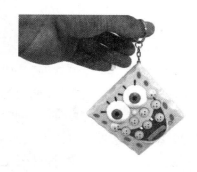

图 5-4-3　按键玩具

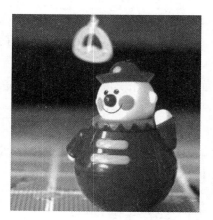

图 5-4-4　不倒翁

（图 5-4-4）等。

2．材料　色彩鲜艳、画面简单的各种图片、画报。

第五节　10 ～ 12 个月

这个月龄的孩子一般已经能够比较稳定地爬行了，要鼓励孩子通过爬行完成简单的指令，如"把玩具车拿过来"。在爬行的过程中，孩子可能会自己扶着东西站起来，这就是孩子迈出人生第一步的前奏。在这个时期孩子的活动范围更广泛了，爸爸妈妈们要注意孩子的安全问题，有的孩子摔了一次会很久都不敢再独立行走了。

一、适应能力

1．取出和放入练习　继续熟练地用拇指和示指捏取小的物品，并放进碗或杯子中。这时孩子已经可以很熟练地取出物品，家长要让孩子把物品拿到一个指定的地点，如盒子上方，然后给出"放进去"的指令。同时家长可以做一个示范，把玩具放入盒子，再引导孩子放进去。

2．认图片及说出身体的部位　可以在家长说出图片的名称后，让孩子指出来。开始孩子不会指，家长可以指给他看。指认身体部位，如手、脚、眼睛、鼻子、嘴、耳朵等，孩子开始不会指自己的，可以拿小娃娃教给他，让孩子模仿指出。

3．模仿家长的各种动作　让孩子参与某些家庭生活，如自己拿勺吃饭、擦桌子、剥鸡蛋等。这时会有一些孩子很喜欢模仿擦桌子的动作，家长要以鼓励为主，不要剥夺孩子练习的机会。

二、语言能力

1．有意识地发音　这时的孩子多半会有意识地发 1 ~ 2 个音，比如"妈妈""不"，鼓励孩子有意识地发音，并用单字来表达自己的意愿，如"拿""抱""走""要"等。对于孩子能发的音，可以告诉孩子什么时候可以发这个音来表达特定的意思，如孩子会说"一"，可以引导孩子用"姨"这个音来称呼阿姨。

2．念儿歌讲故事　给孩子念有韵律的儿歌、唐诗，建立韵律感。儿歌如"小白兔，白又白，两只耳朵竖起来，爱吃萝卜爱吃菜，蹦蹦跳跳真可爱"等，唐诗如"鹅鹅鹅，曲项向天歌，白毛浮绿水，红掌拨清波"等。在念儿歌及唐诗时，可以结合兔子及鹅的图片，让孩子更有兴趣。

三、大运动

1．鼓励多种形式的爬行　鼓励孩子向左、右、前、后、转弯和转圈等不同方向爬行；也可进行爬行障碍练习，可以在安全的地面或床上，放一枕头或靠垫，逗引孩子爬过，并给予表扬。当孩子掌握了熟练的爬行技能，有极强的攀高欲望时，可以创造条件让孩子爬越障碍。

2．拉物站起　让孩子经常进行仰卧、坐位和站位之间的转换，使其能灵活地从坐位到站起及从站着到坐下。当孩子在坐位时，用语言或玩具逗引，让他拉着或扶着东西站起。

3．扶物迈步　孩子现在扶着东西已经可以自己向前迈步了，家长可用玩具逗引鼓励孩子自己扶着沙发、椅子、推车等站立然后迈步，注意一定是孩子自己扶物迈步，家长不要触碰孩子身体。

4．蹲下捡玩具　家长可以在孩子能控制好扶物站起及稳定地扶物迈步后，把玩具放到孩子的脚边，让孩子练习扶着栏杆蹲下捡取玩具，再站立。

5．学习踢球　让孩子扶着沙发或扶着家长，家长可在距离孩子 3～5 cm 的地方放个球让他踢，锻炼孩子眼 - 足 - 脑的协调能力、平衡能力。

6．独立站和走　让孩子靠墙站或在扶站时逐渐离开支撑物，独站片刻。当孩子能够站稳时，可以再练习独立蹲下取玩具，再从蹲位站起。在孩子扶物行走的基础上，尝试拉孩子的（一只）手走，或拿玩具引导孩子独立迈步及行走。

四、精细动作

1．主动取出、放下　家长可以把孩子的玩具一件件地放进

"百宝箱"里,然后再一件件地拿出来,让孩子模仿。在孩子已能熟练地用拇指、示指捏起小的物品的基础上,让他练习将积木或彩球等放到盆内或杯子里。

2. 盖瓶盖　和孩子一起玩小套杯及类似的玩具,在孩子面前反复将套杯打开、盖上,后让孩子尝试学习。可以用不同大小、形状的盖子来练习,如矿泉水瓶盖、饭盒盖等。

3. 模仿推车　家长可以与孩子一起玩推球、推小车等游戏,加强孩子对手的控制能力。

4. 翻书练习　家长可以用彩色的婴儿图书或布书,边给孩子讲边帮助他翻书,最后让他独立翻书。

5. 学习握笔乱画　家长可以扶着孩子的手握笔画画,让孩子体验画画的感觉。在画画时可以给他讲彩笔的颜色、画了什么形状、什么物体,让孩子在潜移默化中了解形状和颜色。

五、个人 - 社会能力

1. 坚持户外活动　家长要通过户外活动、与人的交往,提高孩子的社会适应能力。每天尽量能保证户外活动时间在 2 h 以上。

2. 培养吃饭能力　家长要允许孩子在进食时适当参与,如抓握自己的小勺、手扶小碗、尝试使用杯子等。

3. 坐便盆大小便　可以开始让孩子练习使用大小便坐盆。注意便盆要在相对固定的位置,定时大小便,并给予适当的表扬鼓励。

4. 主动配合穿衣　在给孩子穿上衣时家长应表情丰富、语气夸张地说"孩子的小手从袖子里伸出来""孩子的小脚丫从裤腿里钻出来"等,使孩子高高兴兴地主动配合穿衣。

5. 节奏感练习　可以把孩子放在家长的腿上,当音乐响起时,家长可以握着孩子的前臂,跟着节拍晃动,或扶着孩子的小腰扭动。

6. 多与孩子做互动游戏　让孩子体验交流与互动带来的乐趣,如躲猫猫、追逐跑、交换玩具、滚球等。

7. 鼓励孩子自己进食　让孩子练习自己用杯子喝水、喝奶，自己用勺进食，培养良好的饮食习惯。

六、玩具和材料的选择

10 ～ 12 个月时孩子手的动作逐渐加强，并开始学走路，此时可选择一些机动的、带有响声的玩具，以提高孩子对走路的兴趣及锻炼其行走，如小推车、拖拉玩具、球类、动物和能开动的车，可以选择训练孩子手指动作的玩具，如小动物玩具、娃娃、布书、积木、小套圈、杯、小篮、各种插塑玩具等。

（一）玩具

1. 可用手拨动的玩具，如算盘。

2. 积木、小皮球，软塑的各种水果、动物、音乐不倒翁等。

3. 玩具电话、按键的玩具、推拉的玩具。

4. 摇船、球、喷水枪等。

（二）材料

色彩鲜艳、画面简单的各种图书、画报（图 5-5-1），每页可以

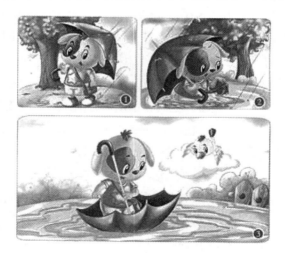

图 5-5-1　有情节的书

有 2 个图案，需要有简单的故事情节。

第六节　13～15 个月

1 岁以上的孩子的主要需求已经从最初的安全感建立，逐步上升到情感培养，特别是幽默感。随着孩子能力的增强，孩子开始离开自己的圈子，接触外面的世界。孩子慢慢地会有一种自己的表达方式，以希望得到别人的注意。这时的孩子可以说是既顽皮又温顺，对于孩子模仿家长的动作、语言的表现，家长也要用幽默的态度去回应。

一、适应能力

1．认识自己的东西　家长可以把孩子的东西放在固定的位置，让孩子可以找出自己的毛巾、水杯、帽子等。如出去玩的时候，可以让孩子自己去拿自己的小帽子。

2．认颜色　一般孩子首先认识红色，家长可以用红色的物品或玩具不断强化。如先拿一块红色的积木告诉孩子"这是红色"，然后让孩子在红色和绿色两块积木中挑选红色的。如果孩子选错，就告诉他哪个是正确的。这样可以不断强化"红色"这个较为抽象的概念。在孩子能够明确地认识红色以后，家长可以逐渐教会孩子认识黄色、绿色、蓝色等。

3．接触大小、多少的概念　家长可以在游戏中，让孩子了解物品大、小、多、少的概念。例如家长给孩子两个玩具，让孩子把大的给妈妈，做到了要给予鼓励，做不到要不断强化正确的做法。

二、语言能力

1．延迟满足　促使孩子用语言表达意思，教孩子使用"是"或"不是"，"要"或"不要"，并配合点头或摇头的动作。

2．模仿动物的叫声　让孩子模仿动物的叫声，如猫、狗、牛、羊、鸡、鸟等，家长和孩子一起模仿可以激发他开口说话的兴趣。

3．学习表达　在孩子学会用单词语言正确表达自己的要求的基础上，可以训练用两个字以上的词组表达自己的需要。如"拿车车""吃饭"等。说到"小白兔，白又白，两只耳朵竖起来"，把两个手指竖在头顶，模仿兔子的两只耳朵。说到"爱吃萝卜爱吃菜，蹦蹦跳跳真可爱"，两只脚蹦起来。鼓励孩子进行模仿，建立说儿歌的兴趣。

4．听故事　家长讲的图书应以画为主，每页上只有2～3句简单的话。开始可以反复讲同一本书，让孩子听熟，逐渐引导孩子指出图书中的人物或动物，让孩子理解故事的内容。

三、大运动

1．独立走　让孩子练习从蹒跚走，逐渐到稳定行走。可采用扔球、捡玩具、找物品等游戏等方法。可让孩子拉着拖拉的玩具，如带轱辘的鸭子、小汽车等，体验快走、跑等动作。

2．动作游戏　父母与孩子一起玩扔球、踢球等游戏，这个时候不用太苛责孩子是否扔得准、踢得远，关键是培养孩子参与的热情。

3．上下楼梯练习　家长可以鼓励孩子扶栏杆上、下楼梯，或家长拉着孩子的手练习上楼梯，提高孩子的身体控制能力。

四、精细动作

1．倒豆、捡豆　让孩子练习从一个瓶子倒豆子到桌子上，再把盘子里的豆子捡到瓶子里。这里最好让孩子把豆子一个个地捡起来，不要大把抓，这样才能锻炼到精细动作。

2．开盖瓶盖　这个时期的孩子很喜欢开合动作，家长可以给孩子塑料药瓶、药盒等，让孩子模仿打开，再盖上瓶盖的动作。

3．套塔、搭积木　家长先帮着用套塔搭高塔，然后鼓励孩子自己搭高塔，搭好后给予鼓励和表扬。家长也可以给孩子不同大小的饭盒，同时练习取出、盖盖子和搭高。

4．动手画画　在1岁以后家长可以试着给孩子一些接触笔的机会，经常让孩子手拿笔随意涂画，模仿家长画、涂颜色等。这时磁性的小画板是不错的选择。

五、个人-社会能力

1．学会合作　家长应创造机会，多让孩子与同伴做互动游戏，让孩子体验交流与互动带来的乐趣，应参加亲子游戏班，体验集体生活。让孩子学会分享，如交换玩具、轮流做事等。

2．学会使用餐具　这时孩子用手使用餐具的基本能力已经具备，需要练习的是孩子的控制力。家长可以在孩子洗澡的时候给他两个杯子，让他练习把水从一个杯子倒入另一个杯子。或者给孩子准备一些豆子放在碗里，让孩子用勺给玩具娃娃喂饭。

3．学会进食　如果孩子对餐具的控制已经比较熟练了，家长可以鼓励孩子自己拿小勺进食，自己用杯子喝水、喝奶等，培养良好的饮食习惯。

六、玩具和材料的选择

（一）玩具

1．孩子慢慢对形状开始敏感，家长可以给孩子提供不同的镶嵌板（图5-6-1），如不同形状的、不同职业的、不同衣着的、交通的、动物等的认知板（图5-6-2），让孩子在认知的基础上体会事物的联系。

2．积木、娃娃、小汽车、

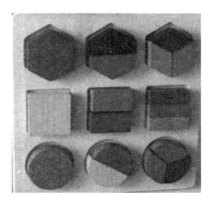

图5-6-1　镶嵌板

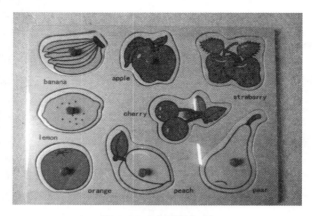

图 5-6-2　儿童认知板

小筐、小铲、小桶、小动物、蔬菜、水果，以及各种可拼插的玩具等。

（二）材料

1．有简单故事情节的彩色图书。

2．蜡笔和纸、磁性画板，锻炼孩子画画时对手的控制。

3．水、沙子或豆子，让孩子练习餐具的使用。

第七节　16～18个月

这个时期的孩子已经可以走得比较稳了，可以给孩子一些指令如"把那边的皮球拿过来"，让孩子愿意练习行走。另外这个时期已经可以开始训练孩子控制大小便的能力，慢慢试着让他脱掉纸尿裤。

一、适应能力

1．生活模仿游戏　家长与孩子玩各种模仿生活的游戏，如擦桌子、扫地、叠手绢等，培养孩子的观察、手眼协调能力。

2．学会翻书、看书　教孩子自己翻书看，用丰富的表情和声音给孩子讲故事，让孩子模仿翻书的动作。用声音和表情回答问题，促进孩子记忆能力的发展。

二、语言能力

1．接背儿歌　家长可以经常给孩子念一些儿歌，如果在儿歌中配有一些图画，则更能引起孩子的兴趣。在多次念一首儿歌后，孩子虽然不能背出完整的儿歌，但会记住一些重要的字词。这时家长可有意识地不将儿歌念完整，启发孩子接背儿歌。这样既教孩子学习了语言，又训练了孩子的记忆力。

2．懂得命令语言　孩子已经能听懂和理解许多语言了，家长应有意识地多用命令的语言指示他的活动，如"给妈妈拿拖鞋""给爸爸拿帽子"等。

3．增加词汇　多与孩子面对面交流，结合日常生活，在掌握多个名词、动词的基础上增加形容词与副词，进一步增加孩子的词汇量。

三、大运动

1．扶栏上下楼梯　家长可以让孩子自己扶栏学上楼，熟练后，慢慢学习下楼梯。如果孩子不敢自己上下楼，家长在初期也可以用手领着孩子上下楼，但不要拉着孩子的胳膊，破坏孩子自己寻找平衡的机会。

2．自如行走　家长与孩子可以玩多种游戏，如扔球、踢球等，锻炼他在独立行走中自如地做各种动作。将玩具没有规律地摆放，鼓励孩子收纳玩具。孩子能在分散捡取玩具的过程中，更好地控制平衡。

3．学习跑步　家长拉着孩子的一只手教他慢跑，并与孩子共同跑，逐渐让他学会独立跑步。这时孩子跑步的姿势可能还不太协调，不用反复纠正孩子的姿势。

4．练习攀爬 在保证安全前提下，鼓励孩子攀爬、玩滑梯等。这个时候孩子有可能喜欢爬上大人的椅子或者爬到高处，这时一定要注意避免意外的发生。

四、精细动作

1．用积木搭简单的东西 家长可以教孩子用积木搭一些简单的图形，比如搭高楼，可搭到 3 ～ 4 层；还可以教他搭火车，用积木整齐地排成一排，第一个积木搭成两层，当做火车头。

2．练习穿珠 用较粗的线穿较大的珠子，家长可以示范，开始也可扶着孩子的手穿珠，逐渐练习使孩子可以独立穿珠。

3．画画 家长与孩子一起画画、涂颜色，提高孩子对笔的控制能力。孩子注意力集中的时间有限，如在自由乱画 5 min 的时间内，有 1 min 为有意识地画一条线就可以了。

4．翻书 家长要跟孩子一起看书，给孩子讲故事，然后孩子可以在家长的帮助下翻书，发展到一次翻很多页，最后家长可让孩子慢慢练习一页一页地翻书，孩子就可以找到自己喜欢的图画了。

五、个人 - 社会能力

1．培养生活规律 家长和孩子都要养成按时睡眠，定时、定点吃饭等好习惯。有时候家长睡得很晚，孩子就很难早睡，所以不论是假日还是平时，都要保持一个有规律的生活习惯。

2．坚持户外活动 孩子要多与小朋友一同玩耍，这能提高孩子间沟通的能力。有的孩子更愿意跟成人在一起，很大程度上是因为成人对孩子的错误表现得更为包容。但是孩子总是要融入社会的，适当地接受一些挫折也是非常必要的。此外，参加亲子游戏班、体验集体生活也是很好的选择。

3．自己的事情自己做 鼓励并强化孩子白天对大小便的控制，鼓励孩子独自做事，如脱单衣、戴帽子、脱袜子、收拾玩具、自己吃饭等。

六、玩具和材料的选择

（一）玩具

孩子开始对一些色泽鲜艳、声音新奇的玩具感兴趣，这时可选择的玩具更多了，如小家具，小餐具，小筐、小铲、小水桶等可以玩沙、玩水的玩具，整套的过家家玩具，仿制的水果、蔬菜、小电话等，还有能让孩子拿着到户外去活动的玩具，如开动的小汽车、大皮球等。

（二）材料

1．这时的孩子已经开始学会白天控制大小便，给孩子准备一个儿童便盆可以培养孩子定时大小便的习惯，白天也试着让他脱掉纸尿裤。

2．图书、画笔、卡片在此时对孩子同样适用。

第八节 19 ～ 21个月

一、适应能力

1．能力练习 家长要让孩子学会辨认物品的大、小、上、下等概念，如给孩子一大一小两个皮球，对孩子说"把大皮球放在椅子下面"。

2．配对 孩子已经可以用实物及图片进行形状及色彩的匹配。这时家长可以为孩子提供一些不同形状、不同物品的镶嵌板，让孩子学会寻找事物之间的联系。

3．画画 孩子画画的能力越来越强，家长可以教孩子正确的握笔姿势，并让其模仿直线、十字等各种图形。

4．模仿游戏　开展略为复杂的生活游戏，让孩子在游戏中理解社会生活规则，如看医生、买东西、照顾娃娃等。

二、语言能力

1．简单句　多与孩子对话，鼓励他在说单词的基础上说简单句，如"妈妈给""孩子要""爸爸上班"等。同时，经常提些简单的问题，如"这是什么""孩子几岁了"等。

2．看图讲故事　家长根据图书绘声绘色地给孩子讲故事，重复几次后，让孩子根据图意复述故事，并给予赞扬和鼓励。

3．背诵儿歌　用动作配合背诵，可以突出押韵的字，使孩子乐于背诵，逐渐让孩子背出儿歌的最后一句，以训练孩子的语言和记忆能力。

三、大运动

1．赛跑　家长在与孩子玩捉迷藏的游戏中，有意识地与孩子赛跑。可练习在跑步的过程中突然停下来，让孩子学会控制自己的速度。

2．上下楼梯　让孩子在安全的情况下练习自己上楼梯，然后再练习自己下楼梯。这时可以给孩子增加一些难度，如让孩子单手或双手拿着玩具，练习一手扶栏杆或不扶栏杆上下楼梯。

3．学会掷球　家长可以让孩子学会抬手扔球，一开始孩子有可能会把球直接放在地上或向下扔球，家长要给孩子示范把球扔到肩膀以上。

4．倒退走　孩子学会倒退走是行走趋于稳定的表现，家长可以给孩子提供一些可以拉着倒退的玩具，让孩子对倒退走产生兴趣。

5．丰富各种运动　家长要鼓励孩子攀爬、玩滑梯、秋千等，这时孩子也可以参加一些与感觉统合有关的训练。家长应给予其适当的保护，进一步增强孩子的协调性。

四、精细动作

1. 穿珠、拼图　家长与孩子互动，让孩子尝试各种玩具，如拼插玩具、连续穿珠、简单拼图等。一开始孩子只能勉强穿一个珠子，不能注意到穿过去后需要把线拉出来，家长可以给孩子示范。

2. 熟练拿球放入瓶　孩子已经可以熟练地拿球放入瓶内，家长可以跟孩子一起计算放入的数量，让孩子了解数字和时间的关系。

3. 折纸　家长可以与孩子一起玩折纸游戏，不用预先设置折纸的轨迹，让孩子自由折叠就可以了，以此来锻炼孩子的动手能力。

五、个人 - 社会能力

1. 培养生活规律　家长要给孩子养成按时睡眠，定时、定点吃饭、规律大小便等好习惯。就算孩子没有便意，在固定的时间让孩子坐便盆有助于养成规律排便的习惯。

2. 坚持户外活动　家长要带孩子多与小朋友一同玩耍、参加亲子游戏班、体验集体生活，这对于孩子以后进入幼儿园与小朋友相处非常有利。

3. 学做家务　家长要让孩子有意识地帮大人取东西，模仿家长做简单的事情，如拿书报、搬小凳、拿拖鞋等。在日常生活中为孩子创造动手机会，如剥鸡蛋、剥橘子皮、使用小勺、叠衣服等。

六、玩具和材料的选择

（一）玩具

1. 套筒、套娃、各种颜色的积木、沙包、不同大小的球，让孩子理解大小、颜色、多少的概念。

2. 娃娃、娃娃的衣服、摇马、拖拉的小车，让孩子可以模拟现实的场景。

3. 拼图（两块、四块、六块，图3-8-1），可以是纸质拼图，

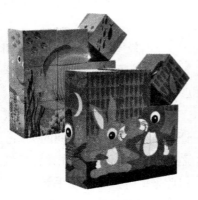

图 3-8-1　九块拼图

也可以用木块拼图。

（二）材料

1. 这时的孩子生活自理能力正在养成中，可以为孩子提供一些水杯、勺子、盘子、小碗等餐具，让孩子用水或者沙子来练习。

2. 给孩子提供一些可以涂鸦的彩泥或者颜料，让孩子发挥创造天赋。

第九节　22 ～ 24 个月

孩子已经快要满两岁了，家长会发现孩子不像原来那么听话了，开始有了自己的想法。这时用正确的方法约束孩子，告诉他规则、秩序至关重要。如果在这段时期过分放纵孩子的不良行为或是没有找到约束孩子的正确方法，孩子就很有可能变得越来越不好引导。

一、适应能力

1. **认识自然现象**　教孩子学习观察自然现象，如白天有太阳，晚上有星星和月亮，阴天没有太阳，下雨时会出现闪电和打雷等。

2. **认识颜色**　孩子已经能用实物准确认识红色，接着会逐渐认识黑、白、绿、黄色等，如红色的积木、黄色的皮球、绿色的蔬菜等。

3. **认识形状**　家长可以用实物辨认形状，如圆形的气球或皮球、方形的桌子、三角形的积木、长方形的房门等。

二、语言能力

1. 说出姓名　家长可以让孩子准确地说出自己的名字，并说出小朋友、爸爸、妈妈的名字。这时孩子有可能用小名表达，家长也可以教会孩子用姓和名来表达。

2. 学会用代词　让孩子理解"你""我""他"的含义，之前孩子对自己的称呼可能一直都是"孩子"或自己的小名，能够用"我"字来代替自己是一个理解上的飞跃。在孩子能理解"我"这个概念以后，才能慢慢理解"你""他""你们"这样的代词。

3. 学会简单句　家长教孩子用简单句表达意思，"我吃饭""我喝水""爸爸上班"，之后逐渐会用形容词如"妈妈漂亮"等。

4. 完整背出儿歌　家长要培养孩子背诵多首儿歌来锻炼记忆能力，可以让孩子从重复每句儿歌最后一个字开始，逐渐熟悉并背诵诗或儿歌。

5. 看书和理解简单故事　家长给孩子看简单情节的故事书，并给他讲故事，提高孩子的理解能力，多次重复后让孩子自己叙述图书中的故事情节。

三、大运动

1. 独自上下楼　这时候家长已经可以让孩子试着不再手扶、独自上下楼梯了。家长可以让孩子手中拿着玩具，引导孩子不用手扶楼梯独自上下楼。

2. 踢球　家长可以让孩子练习左右双向踢球，在理解方位的基础上锻炼孩子下肢力量和协调性的发育，同时让孩子有了最初单脚站立的机会。

3. 双脚跳　双脚跳是孩子两岁的标志性的动作，开始家长可拉着孩子的双手，让他双脚跳，逐渐到扶着东西自己跳，再进一步让孩子自己跳；也可以让孩子在床上或跳床上先练习一段时间，再到平地上练习。

4．攀爬及越过障碍　在保障孩子安全的情况下，让孩子在学会在爬上床、爬上椅子、爬上沙发等的基础上抓取玩具。可设定不同的障碍，让孩子跨越，练习他的空间知觉及平衡能力。

四、精细动作

1．穿珠　家长可以让孩子练习穿珠来锻炼手 - 眼 - 脑的协调能力，让孩子逐渐熟练地掌握用绳穿过珠子，之后提高速度和准确性。

2．搭积木　孩子这个阶段可以搭起多块积木，要鼓励孩子小心地搭起多块积木，不让其倒下；也可以由家长示范搭一个简单的形状，让孩子模仿。

3．穿系鞋带、扣扣子　在生活能力方面，家长可以让孩子练习穿系鞋带、扣扣子。不过这些只是基本技巧的练习，可以用绳子或容易扣的、比较大的扣子代替，孩子会自己系鞋带还要等到很久以后。

五、个人 - 社会能力

1．辨别是非　这时孩子已经有了基本的是非观，如家长不让孩子看电视自己却看电视时，孩子就会说"你为什么要看电视"，所以要教给孩子简单的是非观念。让孩子学会自己分辨好坏、对错，家长要起到模范带头作用。

2．协同游戏　家长要为孩子创造一起玩的条件和机会，让孩子与同龄的孩子一起玩，在游戏中得到快乐，同时学习与人交往的技巧。

3．礼貌待人　家长教孩子称呼各种年龄的人，如叔叔、阿姨、爷爷、奶奶、姐姐、弟弟等。见到人问好，离家时再见，接受东西时说"谢谢"。

4．生活自理　2 岁的孩子已经可以学会自己吃饭、自己喝水、穿脱简单的衣裤，这些都是为以后上幼儿园做准备，家长一定要放手让孩子去做。

六、玩具和材料的选择

（一）玩具

1. 既往玩具依然可以继续使用，如套筒、套娃、各种颜色的积木、沙包、各种大小的球、娃娃、娃娃的衣服、简单的拼图积木。

2. 家长可以开始给孩子提供一些成套的玩具（图5-9-1），如医疗主题玩具包括听诊器、体温计、药盒、注射器等。这些能够模拟生活场景的玩具有利于促进孩子创造力的发展。

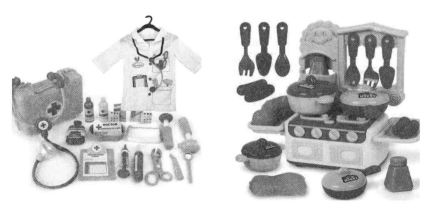

图 5-9-1　成套玩具

（二）材料

此年龄段的孩子可以看的图书越来越丰富，他们从中可以学习到物体的颜色、大小、多少、形状、分类、因果，有简单故事情节的彩色图书也可以让孩子尝试。